JN088520

知ることからはじめよう
感染症教室

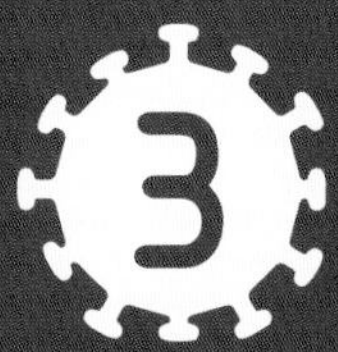

感染症(かんせんしょう)とたたかう仕事(しごと)

監修：小林 寅喆（東邦大学教授）

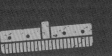

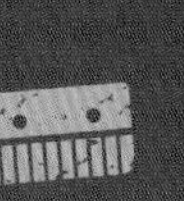

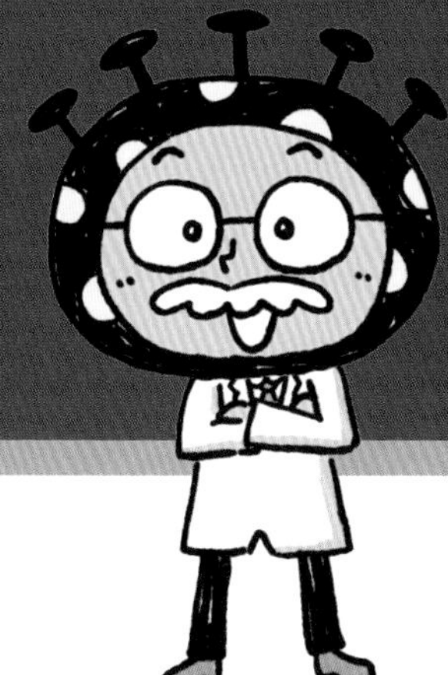

ポプラ社

はじめに

感染症は、どうしてこわいのでしょうか？　とくに今までにない新しい感染症が流行すると、何が起きているかがわからないまま、さまざまな情報が出回り、人びとの生活は混乱してしまいます。感染症がこわいのは、感染症のことを知らないからです。人は知らないことに関して恐怖を覚えます。その恐怖が人びとをまちがった行動に走らせたり、差別・偏見を生んだりすることがあります。大切なことは感染症のことをよく知って、正しく感染症と向き合うことです。本書は、感染症とは何か、全体像を学び、恐怖を知識に変えるためのシリーズとして企画しました。

3巻『感染症とたたかう仕事』では、感染症から人びとを救うために働いてくれている医療関係者の仕事をしょうかいします。感染症の患者の治療をする人、感染症が広がらないための対策をする人、感染症の検査をする人、感染症の研究をする人、感染症の薬や予防のための製品を開発する人たちのインタビューを読んで、感想をまとめてみましょう。

新型コロナウイルス感染症の流行で、感染拡大をふせぎながら日常の生活をしていくという、新しい生活様式が求められるようになりました。みなさんには、感染症の恐怖がおとずれたとき、不確かな情報にまどわされず、冷静に行動できる力を身につけてほしいと願います。また、本シリーズが感染症の学習の手助けとなるだけでなく、今後の人生において、困難を乗りこえていける力となれば、大変うれしく思います。

東邦大学看護学部教授　小林寅喆

実際にインタビューを
しているつもりで
感染症とたたかう
仕事をしている人たちの
話を読んでみよう！

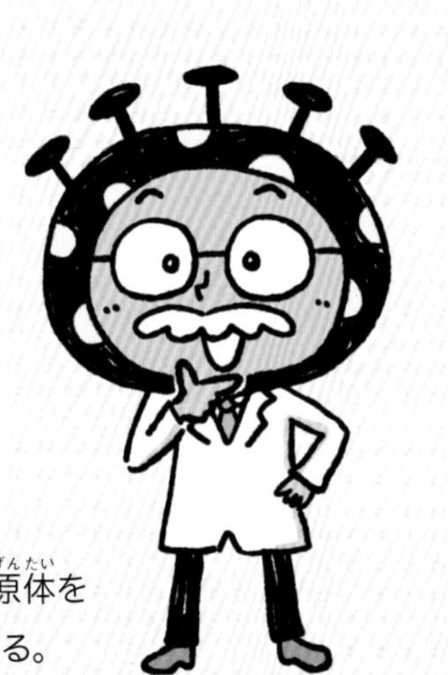

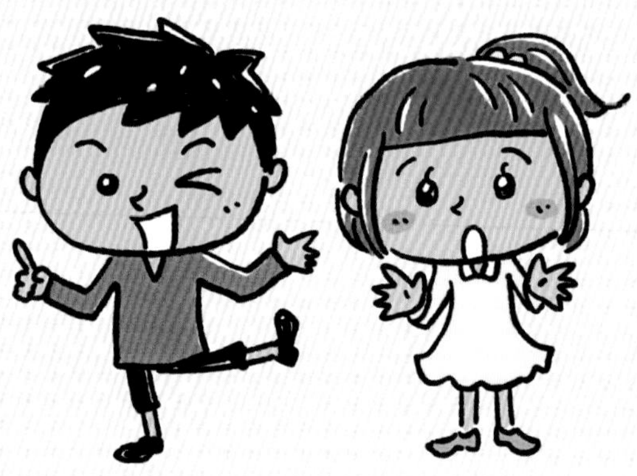

ヨボウ博士

感染症にくわしい博士。病原体をふせぐヨボウシをかぶっている。

ゲンキ、エリ

ヨボウ小学校の５年生。ヨボウ博士のもとで、感染症について勉強している。

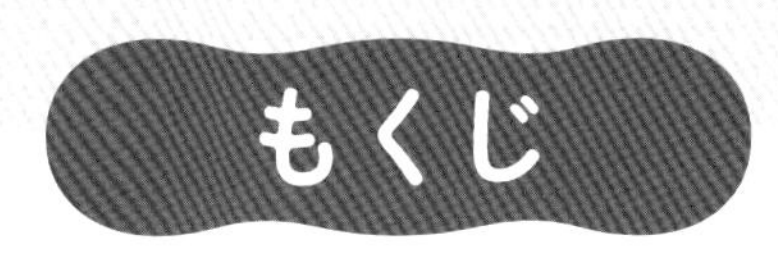

もくじ

1 感染症専門医

感染症の治療や感染をふせぐ対策をするのが、感染症専門医の仕事です。
医師の仕事と感染症の研究をしている、大曲貴夫さんにお話をうかがいました。

インタビュー

国立国際医療研究センター病院
大曲貴夫 さん

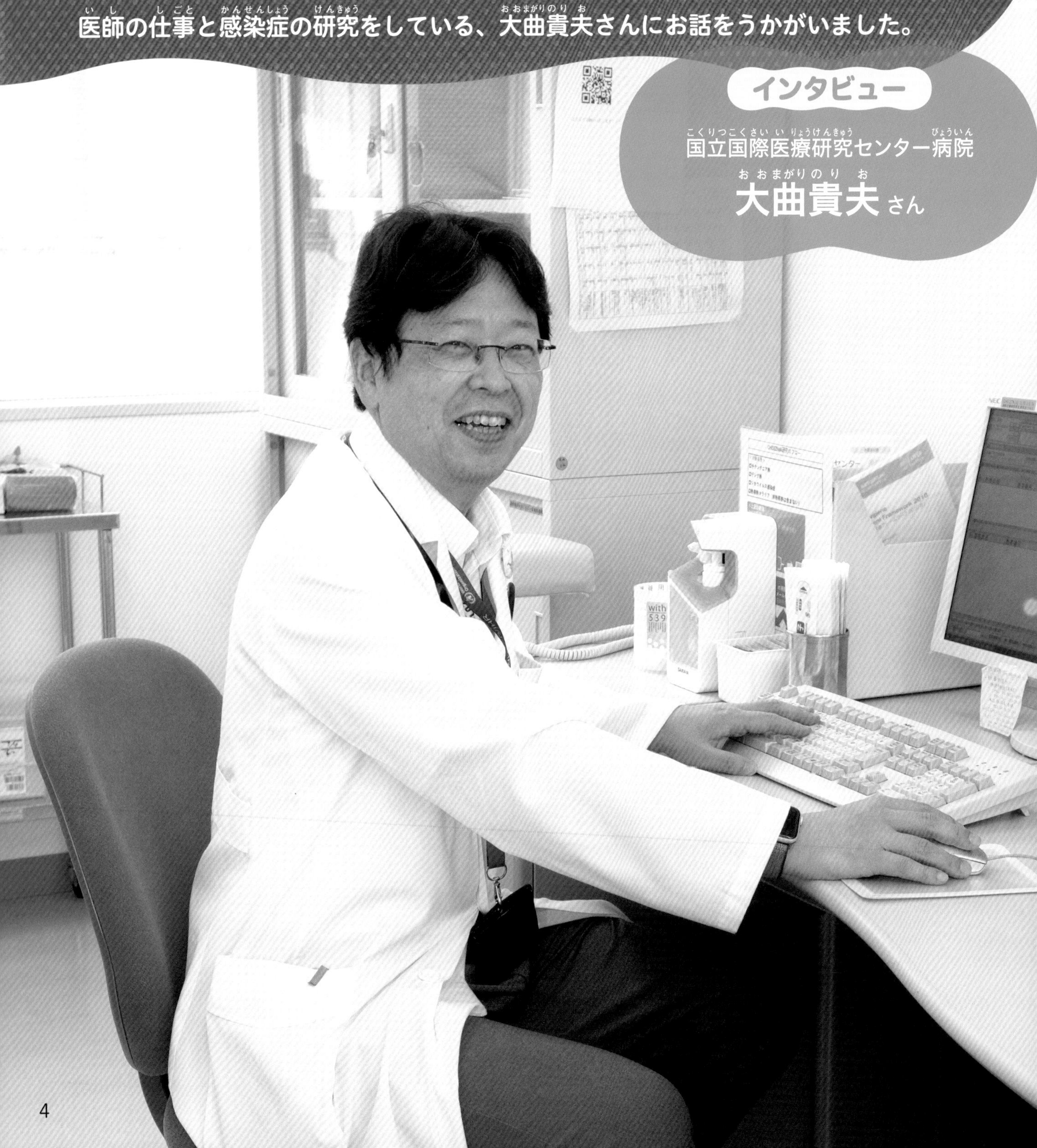

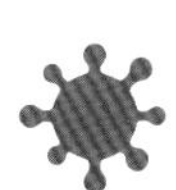

感染症専門医とはどんな仕事なのですか？

感染症専門医とは、文字の通り、感染症を専門とする医師のことです。感染症といっても、かぜやインフルエンザといったウイルスが原因のもの、マラリアといった原虫が原因のものなど、さまざまな種類があります。かぜやインフルエンザなどの身近な感染症なら、専門でない医師でも治療できますが、マラリアなど日本ではあまり出会わない病気だと、正しい診断や治療ができないことがあります。そのようなまれな病気もふくめて、さまざまな感染症の治療にあたるのが感染症専門医です。

また、病院内で感染が広がらないようにするのもわたしたちの仕事です。病院には感染症の患者さんが多く来院するので、病院のスタッフやほかの患者さんに、感染症が広がらないように感染防止対策を指導します。

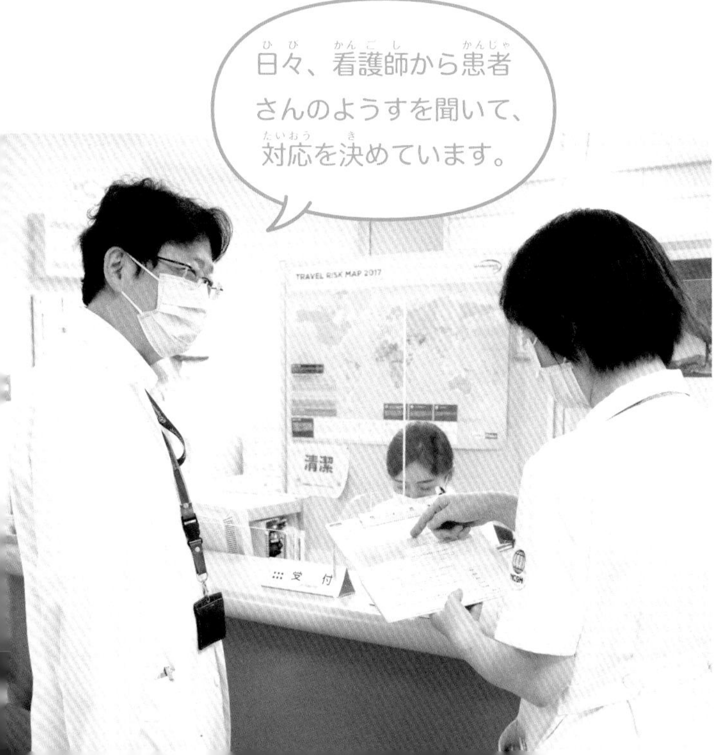
日々、看護師から患者さんのようすを聞いて、対応を決めています。
TRAVEL RISK MAP 2017
清潔
受付

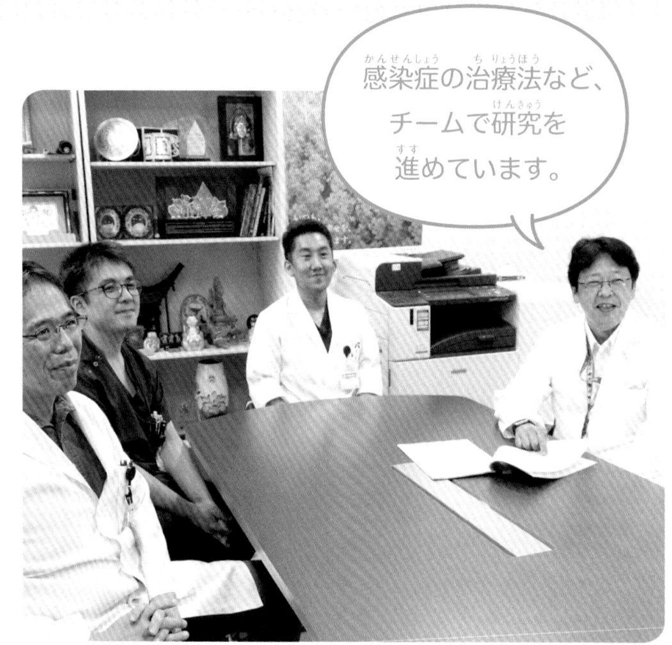
感染症の治療法など、チームで研究を進めています。

さらに、わたしの場合は、医療研究センターに所属しているので、治療以外に感染症の研究もしています。まだ特効薬がない感染症の薬や治療方法などを、さまざまなスタッフと協力して研究、開発しています。

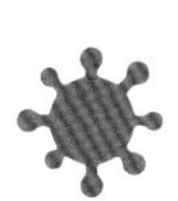

なぜ感染症専門医の仕事を目指したのですか？

小学生のころに病気にかかって長い間入院したことがあって、人の体を治す医師になりたいと思うようになりました。医師によっては脳の病気だけみる、肺の病気だけみるという人もいるのですが、わたしは脳であっても肺であっても、体のどんな場所の病気でも対応できるような医師になりたかったんです。

感染症というのは、体の中のさまざまな場所で起こるので、感染症をみるということは全身の病気をみるということなんです。だから、感染症専門医という仕事は自分の目標に合っていると思って、この道を選びました。

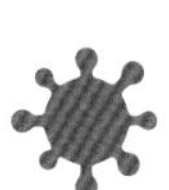

感染症専門医になってよかったことは何ですか？

高血圧や糖尿病などわたしたちがよく耳にする病気の多くは、完全に治すのが難しい病気です。一方、感染症の多くは、早いうちに発見して、きちんと治療することができれば、重症の患者さんでも治すことができます。感染症によっては、治療に半年や1年かかることもありますが、それでも最後には回復して退院していかれます。

むかし、集中治療室*（ICU）で働いていた時、かなり重症の感染症患者さんを何人もみたことがあったんですが、根気よく治療を続けていたら多くの人が回復して助かったんですね。その時に、治療して治すことができるという感染症専門医のやりがいを実感しました。

*集中治療室：重症な患者に対して、24時間体制で高度な医療や看護をおこなう病院内の施設。

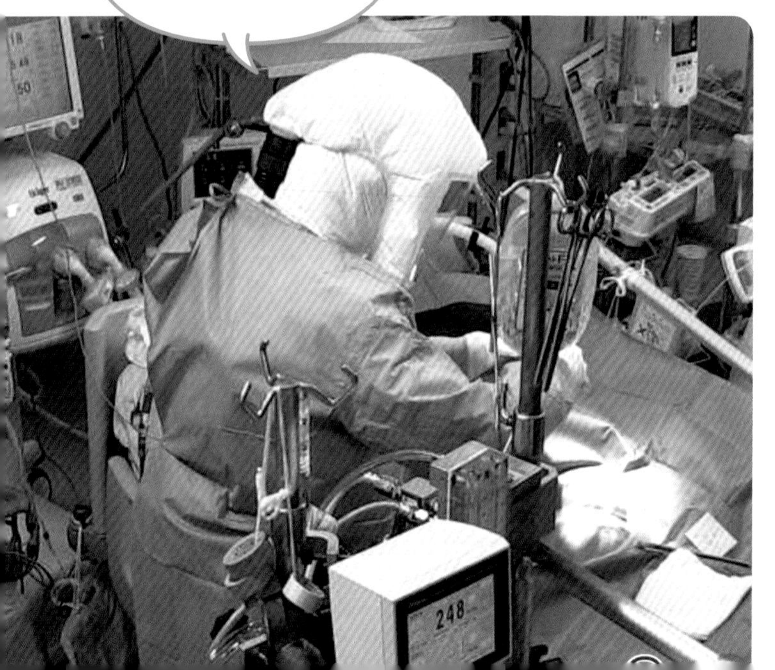

重症の患者さんは、防護服を着て、集中治療室で治療します。
248

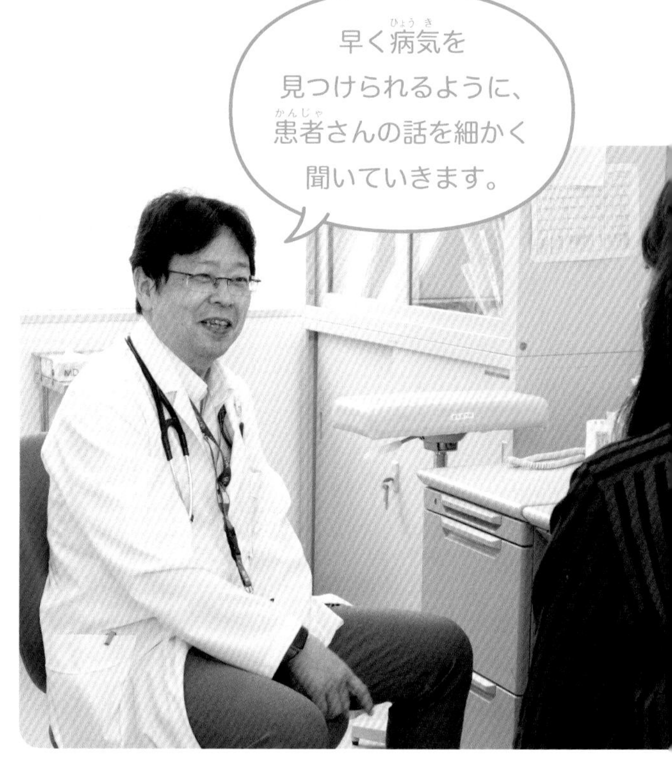

早く病気を見つけられるように、患者さんの話を細かく聞いていきます。

感染症専門医になってつらかったことは何ですか？

感染症の多くは治すことができますが、治療をしても亡くなってしまう患者さんもいます。集中治療室で勤務していた時、たくさんの重症患者さんが回復したといいましたが、亡くなった人もいました。感染症は治すことができる分、患者さんが亡くなってしまうととてもつらい思いをします。

治療にはつねに最善をつくすよう心がけているので、失敗したと思うことはありませんが、「もし、もっと早く病気を見つけられていたらちがう結果になっていたんじゃないか、ほかにできることがあったんじゃないか」と考えることはあります。だから、患者さんを診察するときは、細かく体の具合を聞いて、少しでも早く病気を見つけられるようにしています。

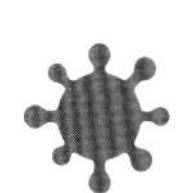

感染症が大流行するとどんな対応が必要ですか？

新しい感染症が流行しはじめる時は、どんな感染症なのか、まだよく知られていない状態にあります。そのため、感染症専門医が感染の疑いがある患者さんをしっかりとみて、その感染症がどんな病気なのかを特定する必要があります。患者さんを診療する時には、病院のスタッフやほかの患者さんの間で感染症が広がらないように、感染防止対策を指導し、徹底しておこないます。

また、感染症専門医は県や市町村といった地域の感染対策の仕事に関わることもあります。わたしの場合、2020 年から新型コロナウイルス感染症が流行した時は、厚生労働省*や東京都の感染対策委員をしていたので、行政機関に対してアドバイスをするということをしていました。

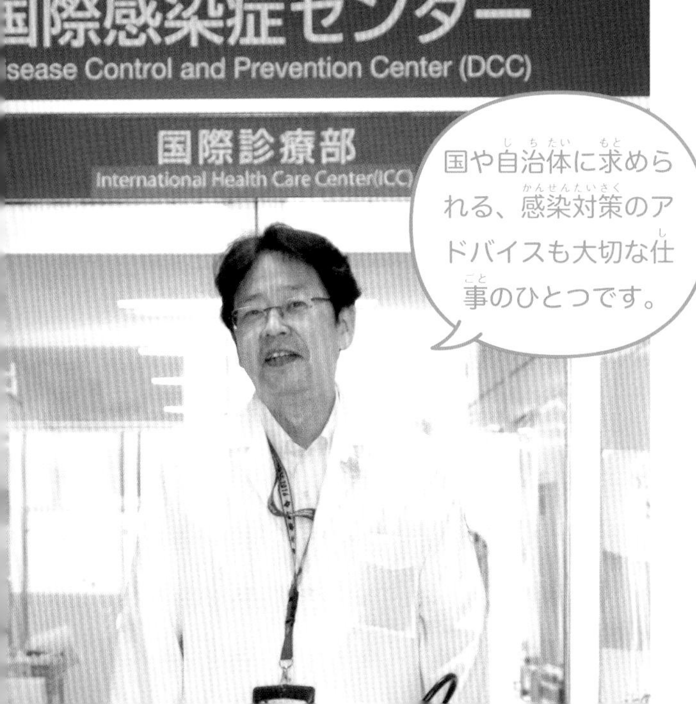

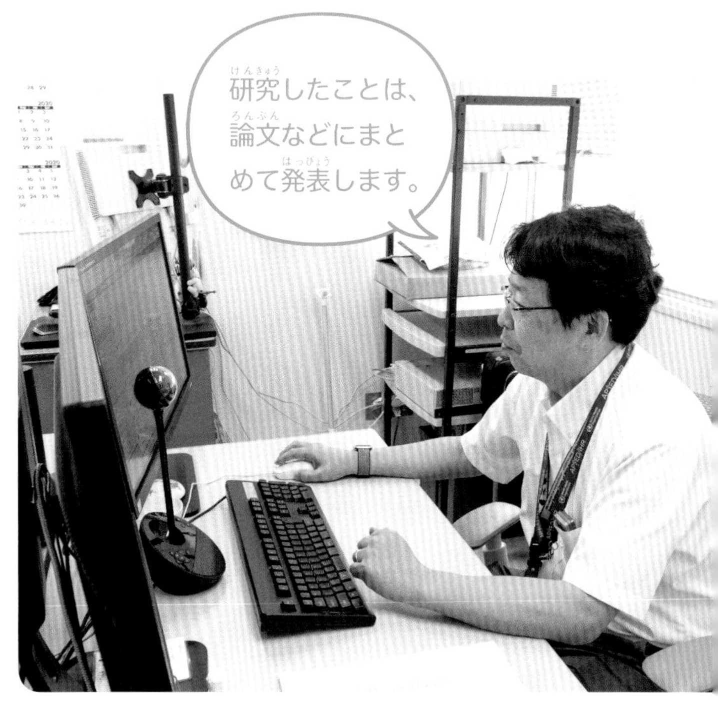

日常生活で大切にしていることは何ですか？

睡眠をしっかりとって、きちんと体調管理をするようにしています。体調が悪くて頭がはたらかないと、診察をしたり研究をしたりする時に、適切な判断ができません。

診察で日ごろ心がけていることは、なるべく患者さんの気持ちに寄りそって話を聞くようにすることです。体調が悪い時、体の具合がどう悪いのかをほかの人に説明するのは意外と難しいものです。だから、こちらからいろいろ質問をして、患者さんの答えから、体の状態を正確に知るように努めています。心を開いて話をしてもらうことができないと、治療に必要な情報を得ることはできません。そのためにも、患者さんと信頼関係を築くことは、とても大切なのです。

＊厚生労働省：医療や福祉などを担当する日本の行政機関。

感染症専門医の仕事

大曲貴夫さんのある1日の仕事

06:30	出勤。メールのチェック
08:30	申し送り(患者の状況の引きつぎ)。研究チームとの打ち合わせ
10:00	流行の感染症対策について自治体と会議
10:30	感染症の入院患者の診察
12:00	昼食
13:00	感染症チームでの研究
15:00	病院の感染症対策委員会の会議
16:00	厚生労働省の感染症委員会の会議
17:00	論文の執筆。メールのチェック
19:00	退勤

外来の診察

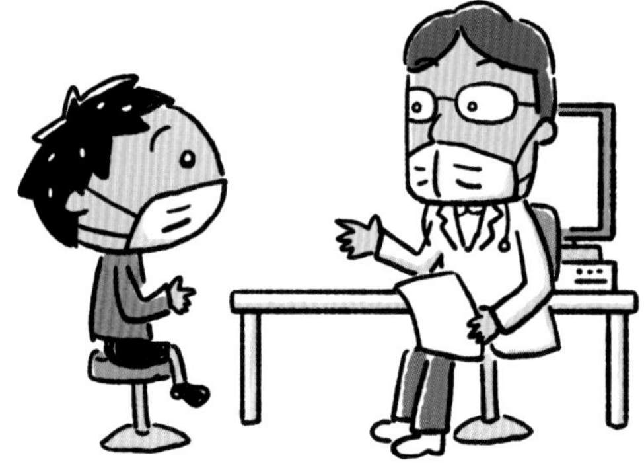

病院に来た患者から症状を聞いて、病気の原因を探ります。検査・診断をして適切な治療をします。

入院患者の治療

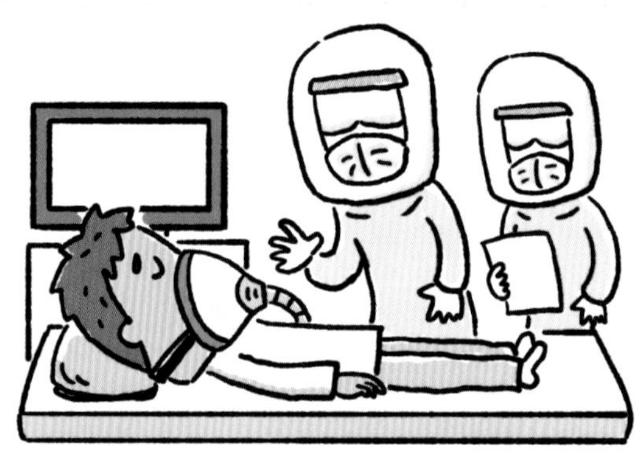

重い症状で入院している患者の治療をします。

感染症専門医になるには

医師免許を取るには、大学の医学部か医科大学(ともに6年制)を卒業しなくてはなりません。医師免許を取得後、2年以上研修医として学びます。その後、自分が進みたい専門を決めて、その専門医のもとで研修し、専門医認定試験に合格すると、専門医になります。感染症専門医の場合は、最低6年以上の研修が必要です。

大学の医学部または医科大学を卒業

▼

医師国家試験に合格(医師免許を取得)

▼

医師
(2年以上研修医として学び、その後専門医のもとで研修)

▼

感染症の専門医認定試験に合格

▼

感染症専門医

カンファレンス（会議）

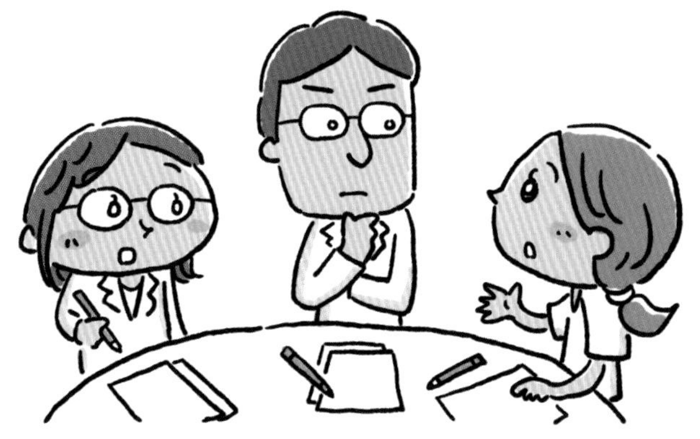

医師や看護師など、医療の専門家が集まって、患者のようすを報告しあったり、治療方針を決めたりします。

学会

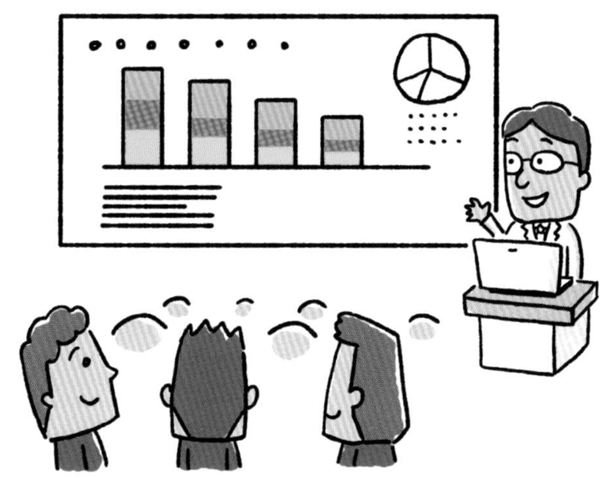

研究成果をまとめた論文を、学会で定期的に発表します。

研究、論文・原稿の執筆

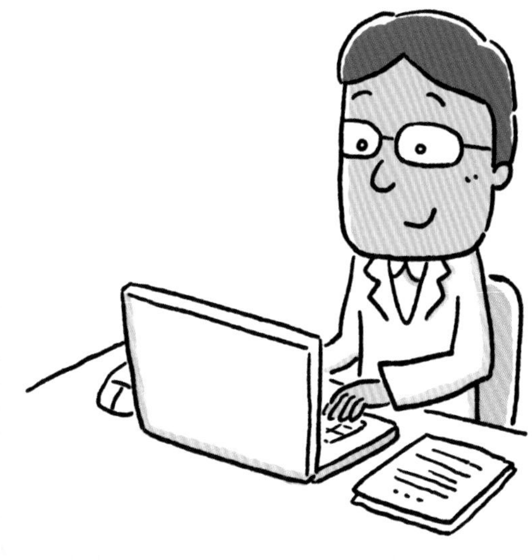

感染症の薬や治療方法などの研究をします。研究した結果は論文にまとめます。専門家として意見を求められたり、情報を発信したりするために原稿を書くこともあります。

インタビューを読んで、感想をまとめよう

感染症の流行をおさえるために、感染症専門医が治療や予防の対策を考え、いろいろな人と協力して命を守っているということがわかりました。患者さんの気持ちに寄りそい、体の具合を細かく聞くよう心がけているという姿勢に感動しました。

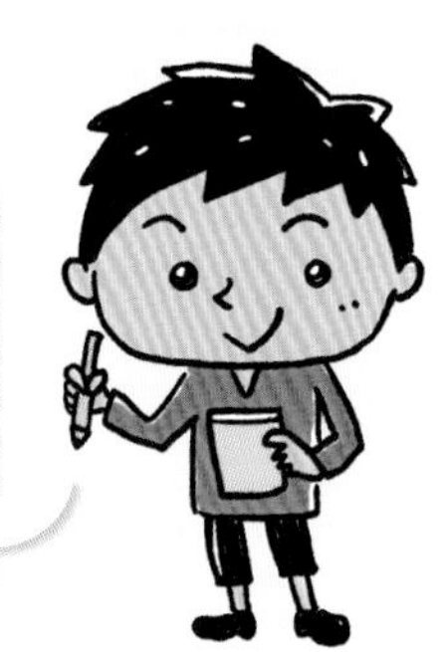

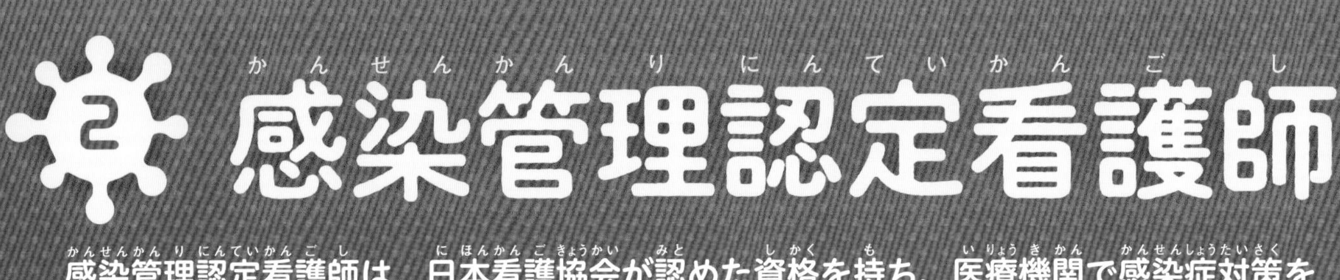

感染管理認定看護師

感染管理認定看護師は、日本看護協会が認めた資格を持ち、医療機関で感染症対策をおこないます。どのような仕事なのか、美島路恵さんにお話をうかがいました。

インタビュー

東京慈恵会医科大学附属病院
美島路恵 さん

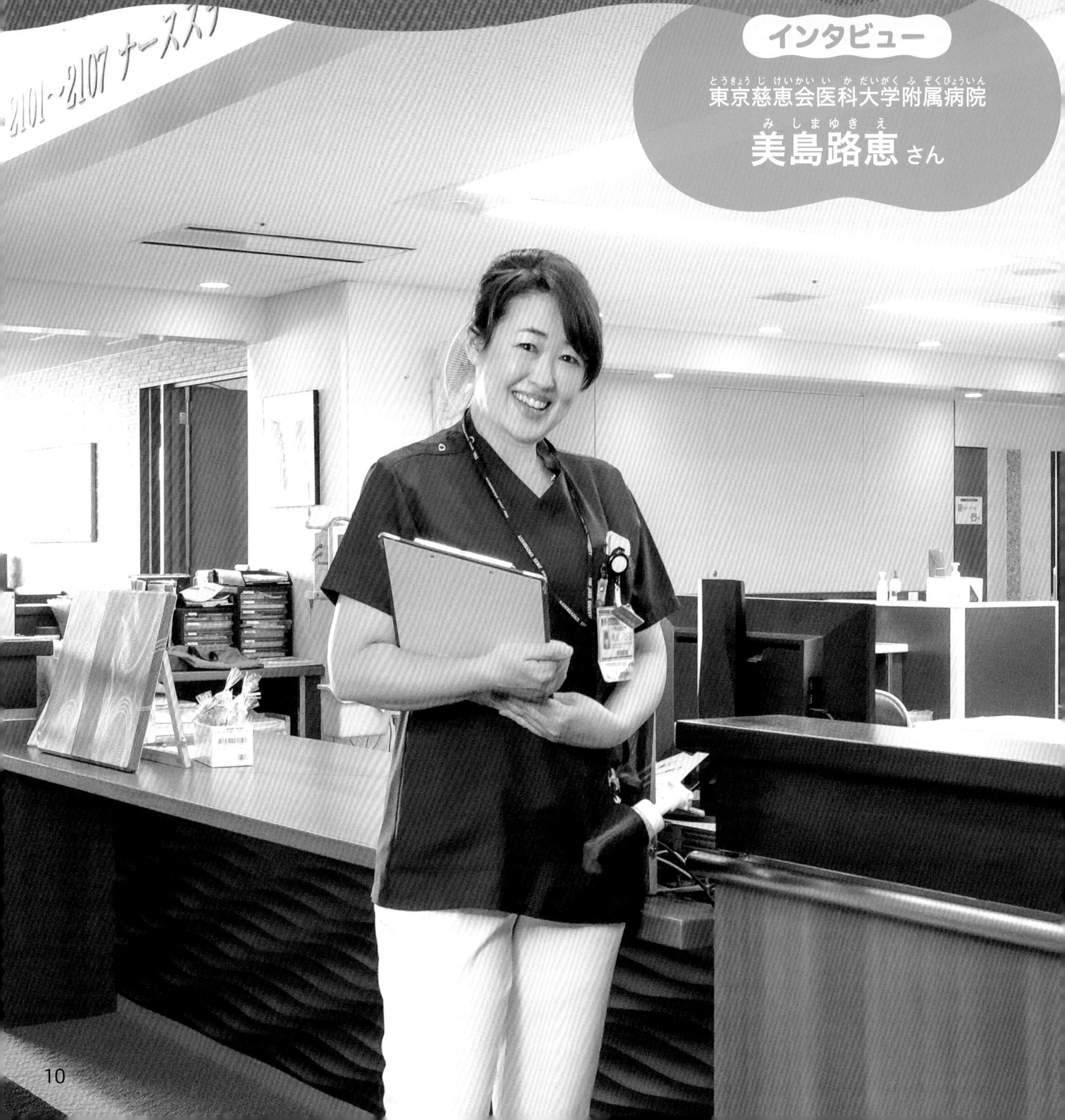

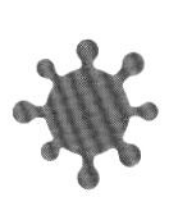

感染管理認定看護師とはどんな仕事なのですか？

看護師の仕事は、医師の診察や治療の補助をすることです。医師の指示を受けて、注射をしたり、入院中の患者さんの生活の支援をしたりします。また、看護師の中には、知識や経験が豊富な「認定看護師」という資格を持って、専門的な仕事をする人がいます。より質の高い看護をおこなったり、ほかの看護師が高度な看護を患者さんに対しておこなうための技術を指導したりします。

「認定看護師」は、日本看護協会が認めた資格で、がん治療や救急医療など、さまざまな分野があり、わたしは「感染管理」という分野の認定看護師として、院内での感染症拡大をふせいでいます。病院で働く人に対して感染対策を指導したり、アルコール消毒などの設備を整えたり、感染症で来院してくる患者さんを受け入れる環境を整えたりするのが、わたしのおもな仕事です。

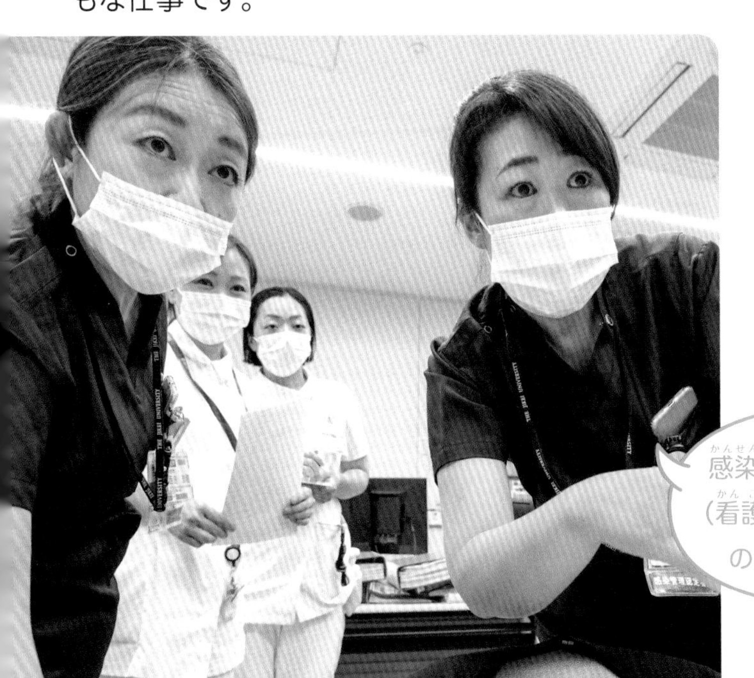

感染症対策部のリーダー（看護師長）としてチームの指導もしています。

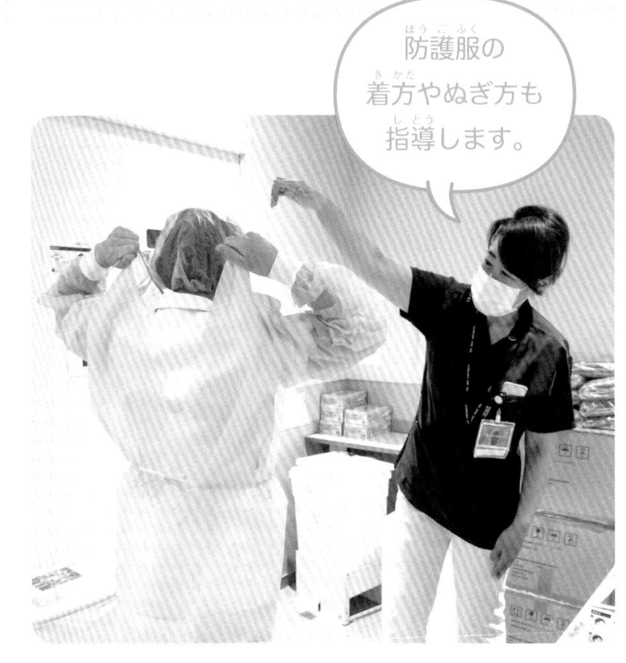

防護服の着方やぬぎ方も指導します。

なぜ感染管理認定看護師の仕事を目指したのですか？

看護師という職業を選んだ理由は、手に職をつけて、しっかり働きたかったからです。専門的な知識が身につく仕事なので、看護師を選びました。また、子どもが好きで子どもたちのために働きたいとも思っていたので、最初に小児科に入りました。

感染管理認定看護師の資格を取ることになったきっかけは、感染症から子どもたちを守れる看護師になりたいと思ったことです。子どもは大人に比べて免疫力が弱いので感染症にかかりやすく、小児科では感染症になる子どもをたくさん見てきました。こうした経験から、感染症の知識がないと子どもたちの命も守れないと感じて、この資格を取りました。

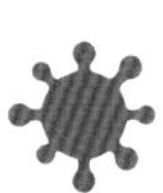

感染管理認定看護師になってよかったことは何ですか？

小児科で働いていた時は、小児科の患者さんとだけしか関わることがありませんでした。しかし、感染管理認定看護師として病院全体の感染対策を担当するようになって、ほかの看護師の教育をしたり現場の環境を整えたりすることで、間接的ではありますが、より多くの患者さんのために働けるようになったのはよかったと思います。

また、感染管理認定看護師になってから、いろいろな場所で感染対策について指導したり講演したりする機会が増えて、ふつうの看護師だったら得られなかった経験がたくさんできました。指導や講演という形で自分の経験や知識を発信して、ほかの医療施設の患者さんの役に立てることも、うれしいことですね。

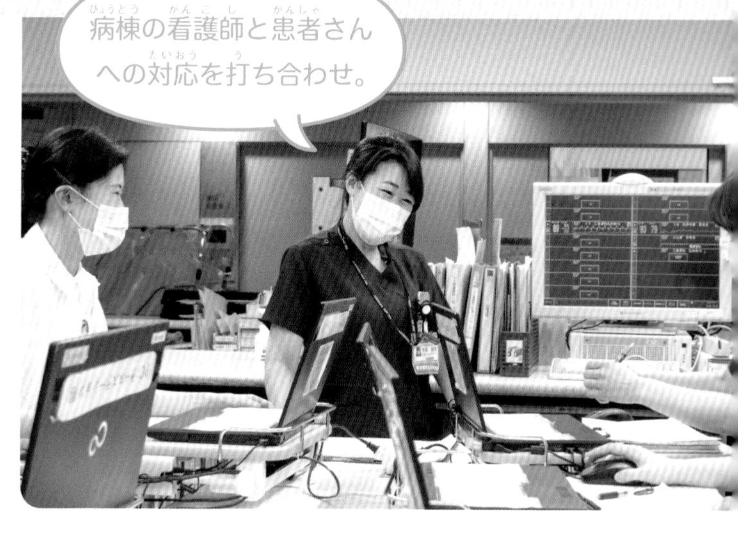

病棟の看護師と患者さんへの対応を打ち合わせ。

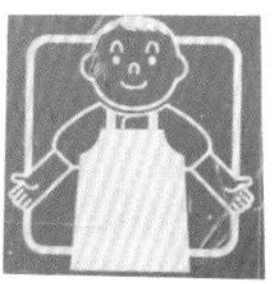

マスクや防護服など、ひと目でその場所に必要なものがわかるマグネットを考案。

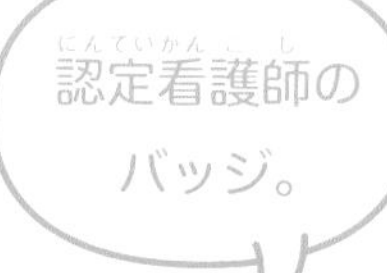
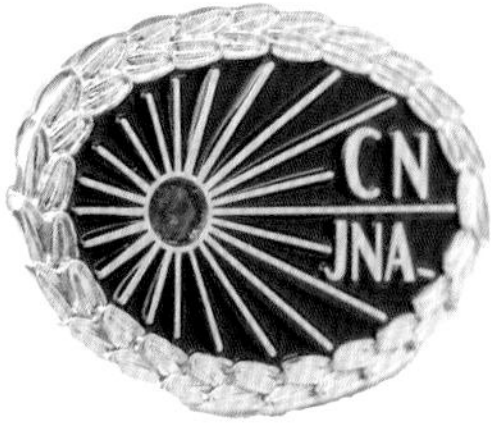

認定看護師のバッジ。

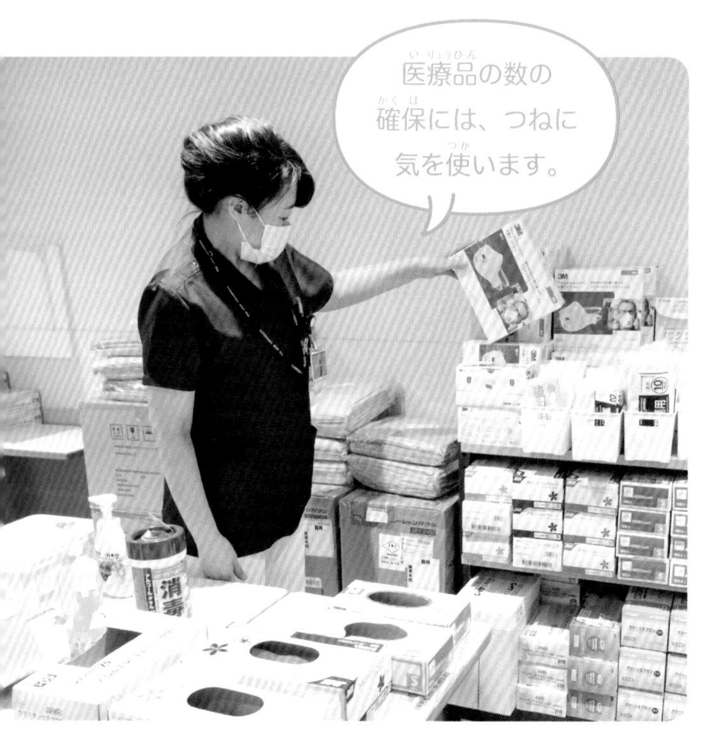

医療品の数の確保には、つねに気を使います。

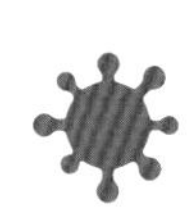

感染管理認定看護師になってつらかったことは何ですか？

以前よりも患者さんと直接やりとりすることが少なくなったことです。小児科で働いていたころは担当した子どもが元気になって退院していく姿を見ることができたり、赤ちゃんだった子が大きくなって会いに来てくれたりといった患者さんとのふれあいがありました。

感染管理認定看護師になって、より多くの人の役に立てるのはよいのですが、看護師としては患者さんが元気になった姿を見るのがなによりもうれしいので、患者さんとふれあう機会が少なくなってしまったのは残念ですね。

感染症が大流行するとどんな対応が必要ですか？

感染をふせぐためのマスクや消毒液、防護服などを欠かさないことや、感染症の医師と話し合って感染をふせぎながら治療をする体制を整えることが必要です。そして、看護師たちに感染対策を指導したり、疑問や不安をかかえている人がいれば相談にのったりして、精神的に支えることも大切だと思っています。

また、2020年からの新型コロナウイルス感染症の流行では、医師や看護師など医療関係者の子どもの預かりを、保育所が拒否するということがありました。わたしの病院でも同じことがあったので、区や保健所*に病院の万全の感染症対策を説明し、保育所に預かってもらえるようにはたらきかけました。感染症が流行する中でも看護師が安心して働ける環境を作ることは、感染管理認定看護師として重要な仕事です。

＊保健所：地域住民の健康や衛生を支える公的機関。
検疫：国外から病原体が入るのをふせぐために、検査などをすること。

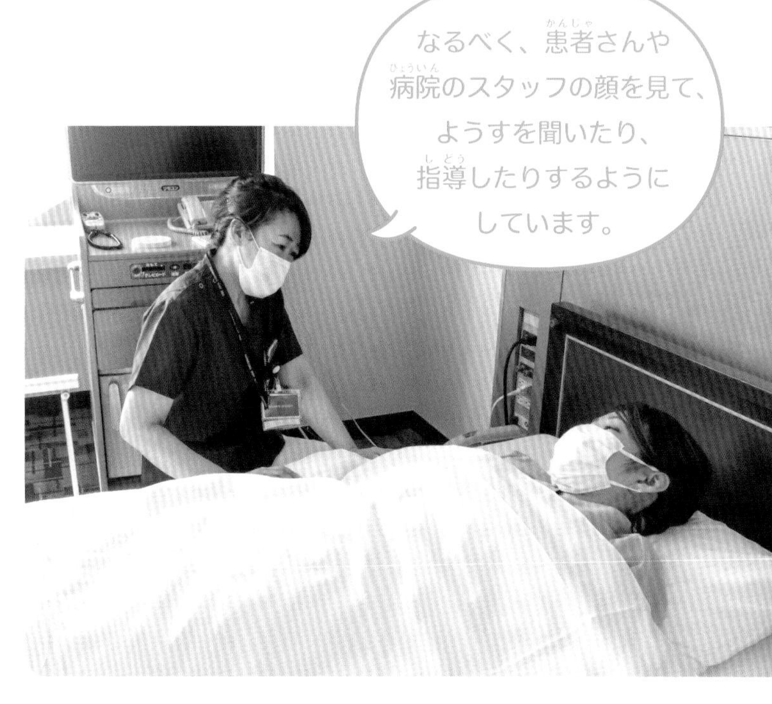
なるべく、患者さんや病院のスタッフの顔を見て、ようすを聞いたり、指導したりするようにしています。

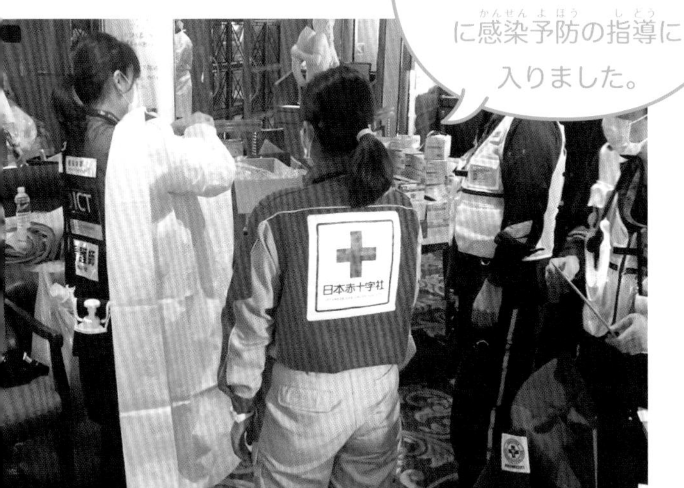

神奈川県の横浜港で海上検疫*したダイヤモンド・プリンセス号に感染予防の指導に入りました。

日常生活で大切にしていることは何ですか？

感染管理認定看護師として日ごろ気をつけていることは、ほかの看護師たちに指示を出したり指導したりする時に、なるべく自分も現場に行って面と向かって話をすることです。

わたしの場合、電話で指示を出せばすむことも多いのですが、現場の看護師は外から指示するだけの人のいうことは聞きたくないと思うので、できるだけ自分も病棟に足を運び、いっしょに患者さんをみたり、手術に立ち会ったりしながら指導するようにしています。

そうやって現場にいっしょにいることで、看護師たちから信頼してもらえ、看護チームとしての一体感が生まれて、患者さんに対してよりよい看護ができる環境になると思うのです。患者さんにはもちろん、現場で働く看護師にも寄りそうことを大切にしています。

感染管理認定看護師の仕事

美島路恵さんのある1日の仕事

09:00	出勤。メールのチェック。 患者の電子カルテ*の確認
09:30	申し送り(患者の状況の引きつぎ)
10:00	病棟や病室内の見回り
12:00	昼食
13:00	看護師長のミーティング
13:30	保健所との打ち合わせ
14:00	病院内の感染症対策の指導
16:00	病院内の感染症対策会議
18:00	データの作成、指導用の資料作成、 講演会の準備など
21:00	退勤

＊電子カルテ：患者の診療記録をデータ化したもの。

病棟や病室内の見回り

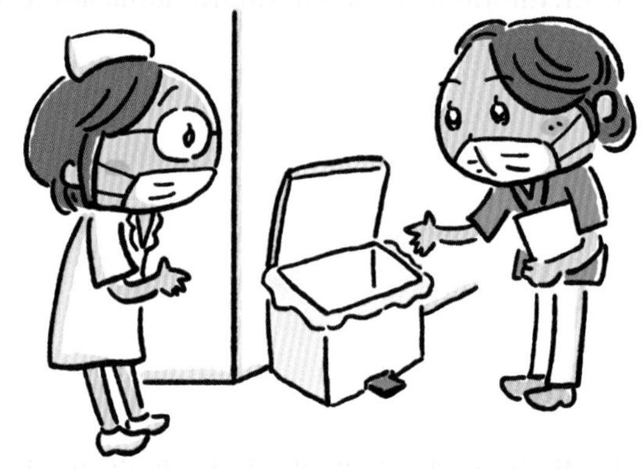

感染症の対策ができているか、チェックします。

データ作成

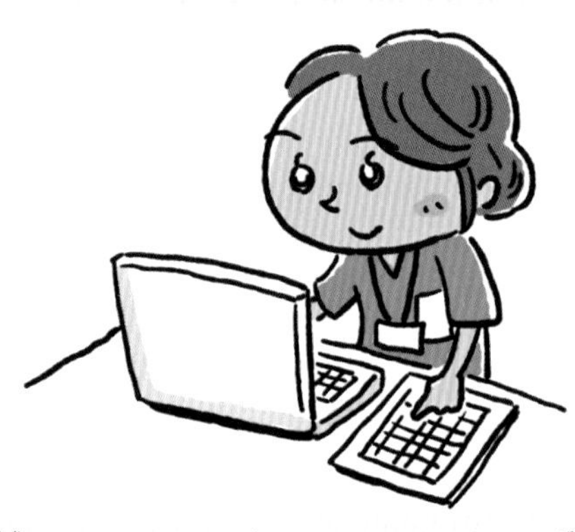

消毒液がどのくらい減っているかなど、現場の状態をデータにして分せきします。

感染管理認定看護師になるには

認定看護師には、感染管理や救急看護、訪問看護、手術看護など、さまざまな専門的分野があります。看護師免許を取得後、5年以上の実務経験(3年以上は認定看護分野での経験)が必要になります。その後、認定看護師教育機関を修了し、認定試験に合格すると、感染管理認定看護師になることができます。

大学(看護学系学部) / 短期大学(看護学科など) / 厚生労働省指定養成所(専門学校など)
↓
看護師国家試験に合格(看護師免許を取得)
↓
看護師として実務経験
↓
認定看護師教育機関を修了・認定試験に合格
↓
感染管理認定看護師

感染症対策の指導

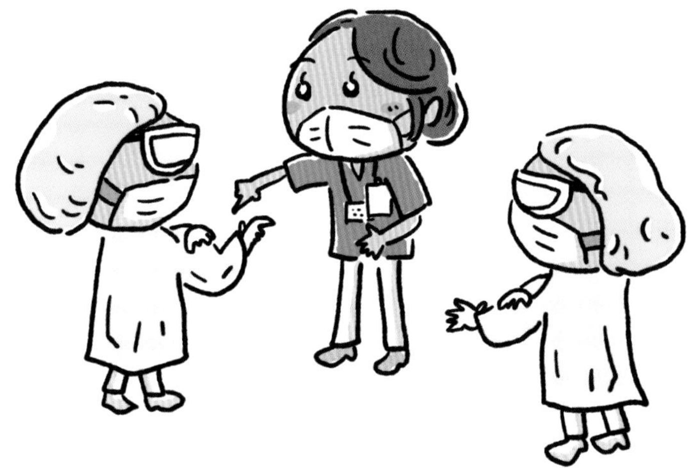

現場の医師や看護師、病院で働くさまざまな人に感染症対策の指導をします。また、職員の体調不良、感染症への疑問や不安などの相談にのります。

保健所との調整

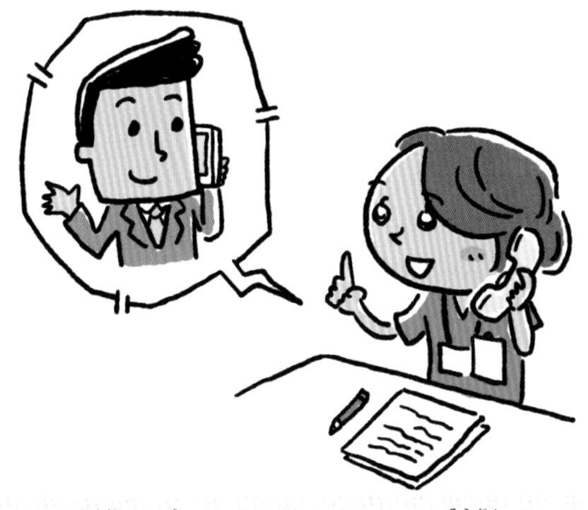

新しい患者の受け入れなどについて相談します。

講演

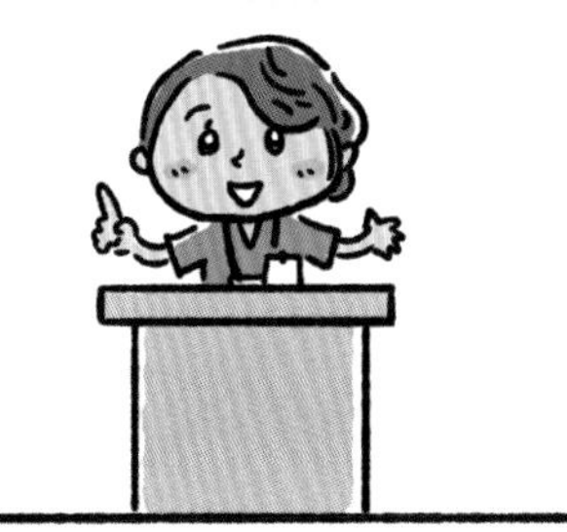

病院や施設の感染をふせぐためにどうしたらいいかを、自分の病院だけでなく、広く知ってもらうために講演をします。

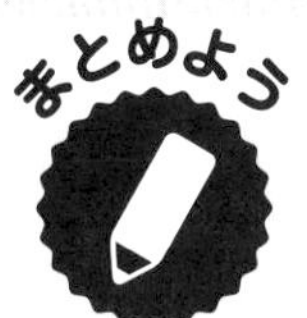

インタビューを読んで、感想をまとめよう

認定看護師という、より専門性の高い看護師の仕事があることを知りませんでした。感染管理認定看護師のように病院全体の状況を見て、感染をふせぐために指導してくれる人がいると、患者さんだけでなく病院で働く人も安心して働けるんだということがわかりました。

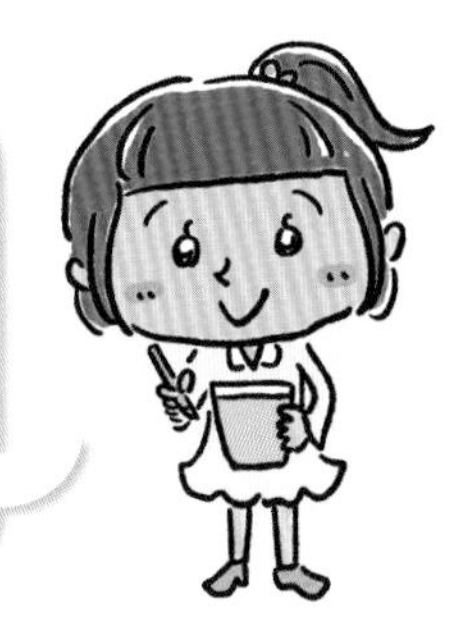

3 基礎医学研究者

自然界のさまざまな分野で、そのしくみや現象を研究するのが基礎医学研究者です。感染症の研究をしながら、大学で講義をしている小林寅喆さんにお話をうかがいました。

インタビュー

東邦大学 看護学部 感染制御学研究室
小林寅喆さん

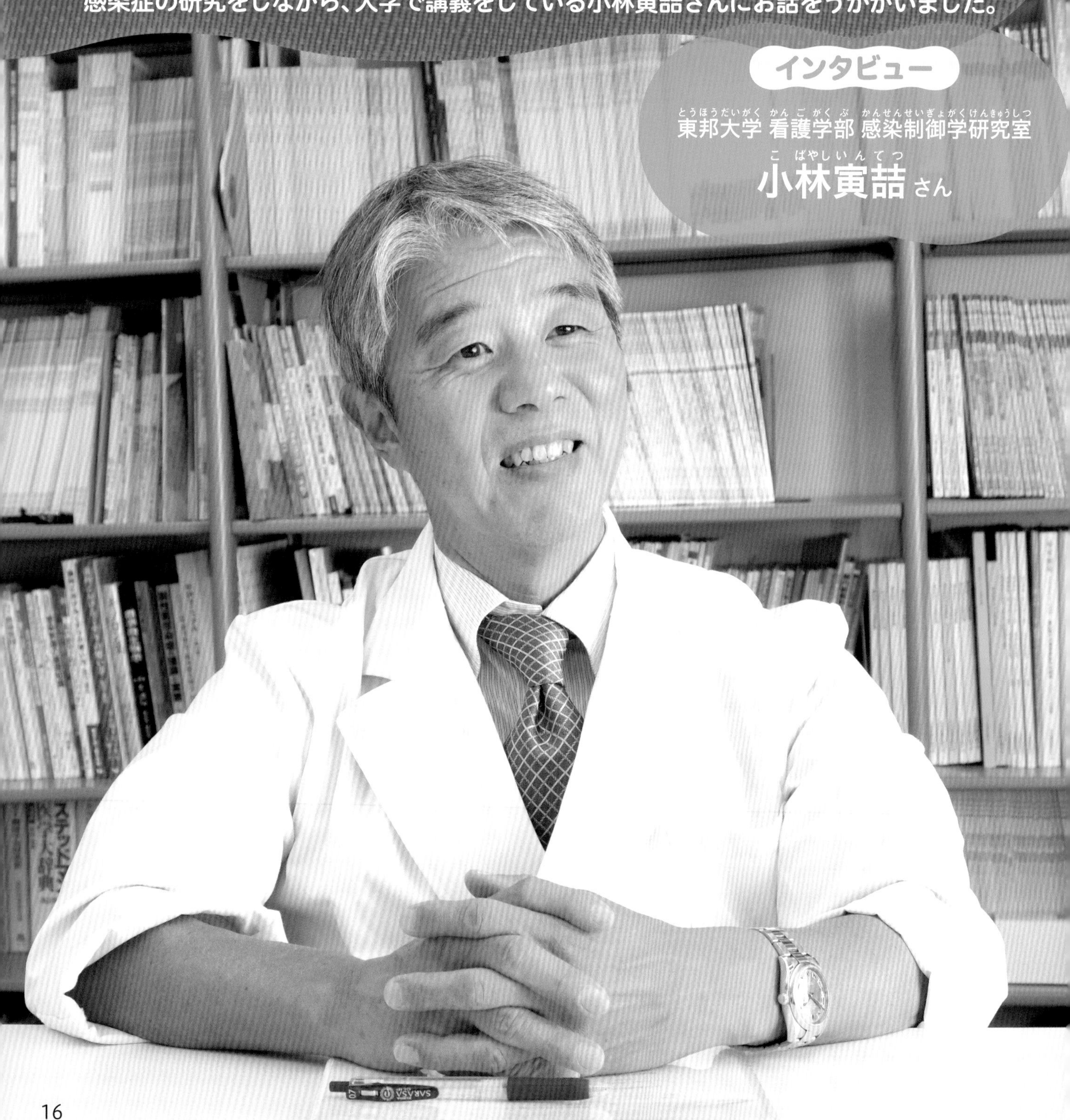

基礎医学研究者とはどんな仕事なのですか？

医学はおもに「臨床医学」と「基礎医学」に分けられます。「臨床医学」とは、病院などで実際に患者さんを治療することです。病院で働く医師の仕事は、この臨床医学です。一方「基礎医学」とは、病気の原因やしくみ、その治療方法などを研究することです。研究の成果は、実際に患者さんを治療する臨床医学の現場で生かされます。

基礎医学の研究者は医師とはちがい、病院ではなく大学や専門機関などで働きます。また、研究内容は、がん細胞やウイルス、アレルギーなどさまざまです。わたしは、感染症の基礎医学研究者として、感染症のしくみや「耐性菌」という薬が効かない細菌などを大学で研究しています。こうした研究は、将来的に感染症の対策や治療薬の開発などに役立てられます。

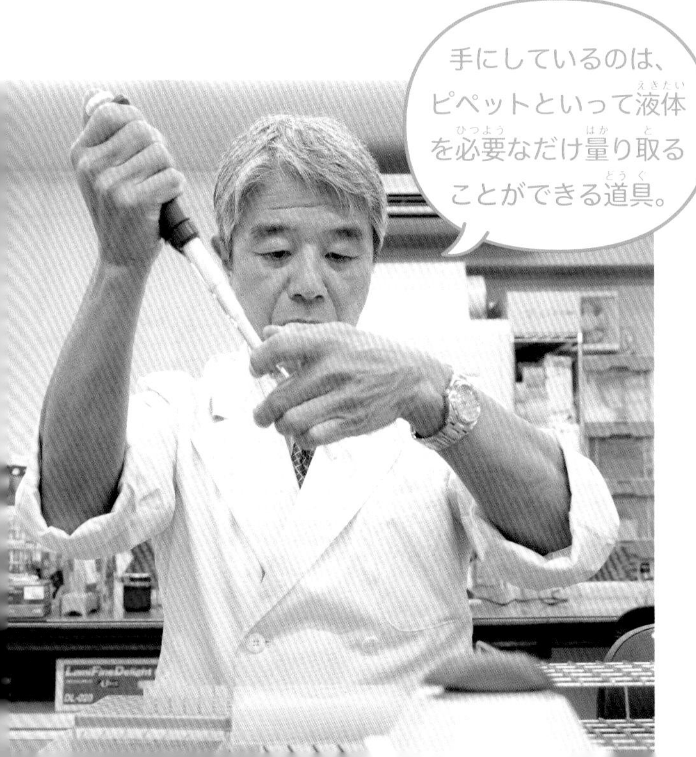

手にしているのは、ピペットといって液体を必要なだけ量り取ることができる道具。

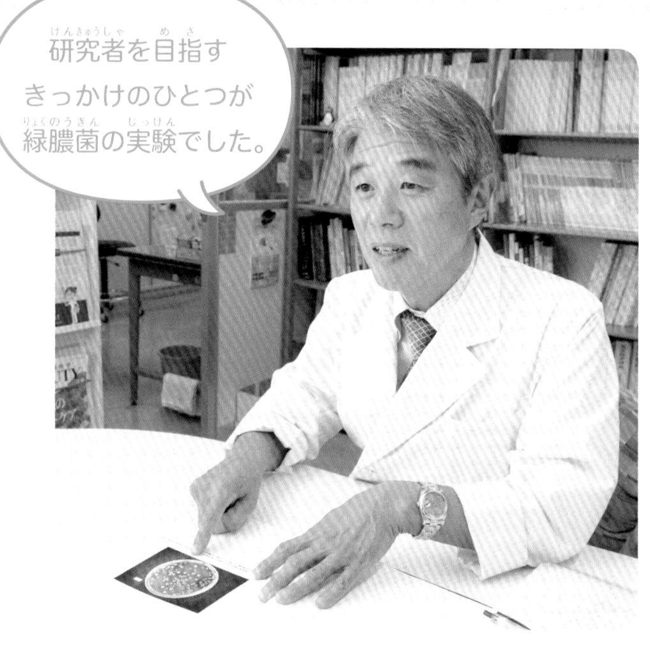

研究者を目指すきっかけのひとつが緑膿菌の実験でした。

なぜ基礎医学研究者の仕事を目指したのですか？

「なぜ？」という疑問を明らかにしていくうちに、研究のおもしろさに気づいたのがきっかけです。もともとは、抗生物質*という、細菌による感染症治療の薬に関わる仕事をしていました。そこで、抗生物質や抗生物質を使う対象の細菌に関して、「なぜ？」と思うことがたくさん出てきたんです。

例えば、緑膿菌という抗生物質が効きにくい細菌を調べている時、ふつう緑膿菌は緑色のはずなのに、人の体の中で白くなったり、また形も変わったりすることに気づいたんです。どうしてだろうと思って調べてみると、この細菌は環境に合わせて自分の体の色や形を変えるということがわかりました。このように、疑問に思ったことをひとつひとつ明らかにしていくうちに、研究のおもしろさに引きこまれて基礎医学研究者の道へと進みました。

＊抗生物質：微生物から作られる、細菌の発育をおさえる薬。

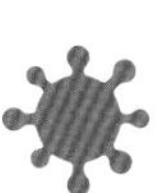

基礎医学研究者になってよかったことは何ですか？

基礎医学研究者の仕事は、働く場所や立場によってことなります。民間の医学研究施設で働く人はテーマを自分で選ぶことは難しいかもしれませんが、わたしの場合は、大学で自分の興味がある研究をできることが楽しいです。また、自分が興味と情熱を注いだ研究が、将来、社会の役に立つかもしれないというのもやりがいのひとつです。

ほかには、科学の研究は日本だけでなく世界中でおこなわれているので、世界のさまざまな国の研究者と会って、自分とはちがう考えや新しい知識を得ることができます。こうした国をこえた研究者同士のつながりは、研究をする上でもとても大切です。

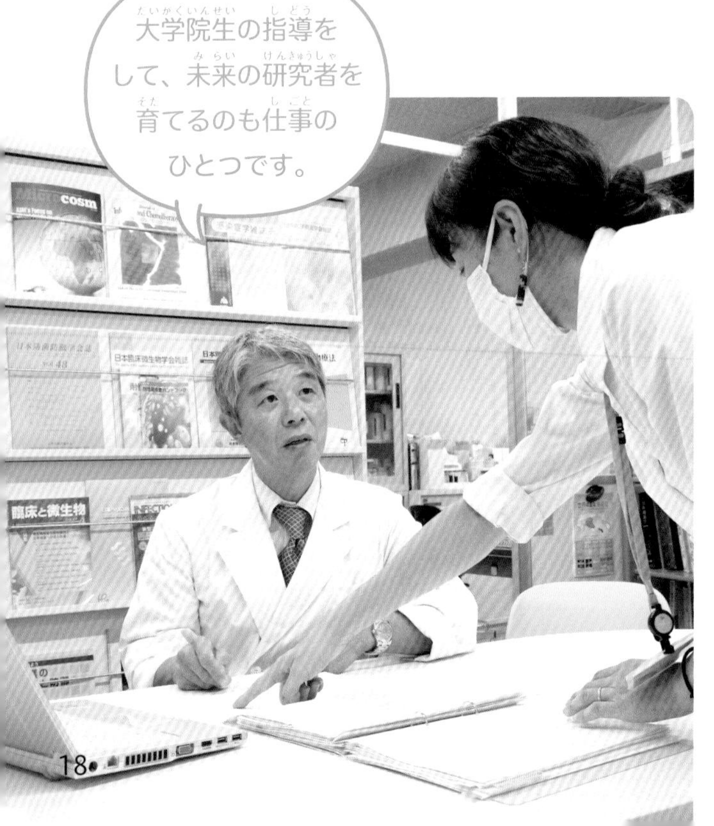

大学院生の指導をして、未来の研究者を育てるのも仕事のひとつです。

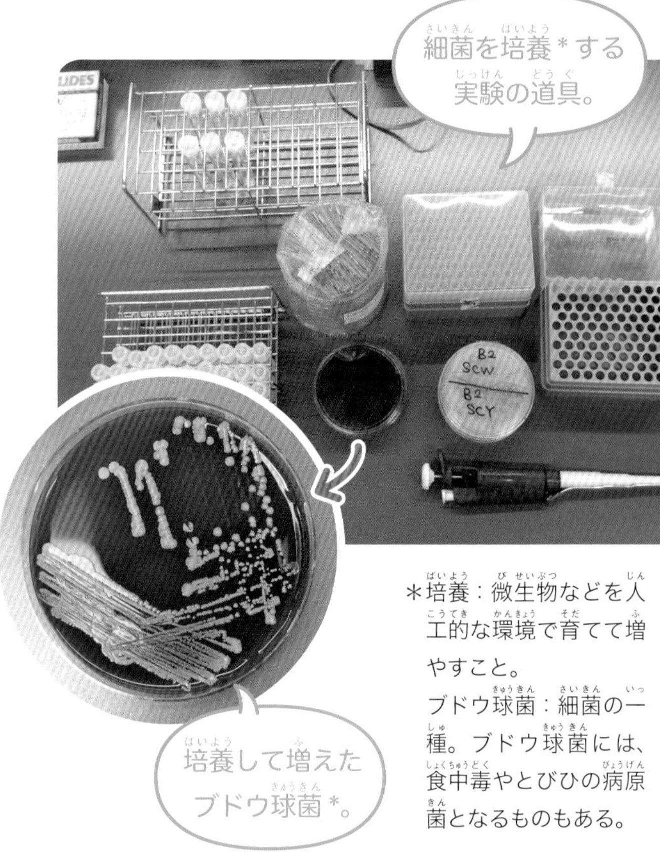

細菌を培養＊する実験の道具。
培養して増えたブドウ球菌＊。

＊培養：微生物などを人工的な環境で育てて増やすこと。
ブドウ球菌：細菌の一種。ブドウ球菌には、食中毒やとびひの病原菌となるものもある。

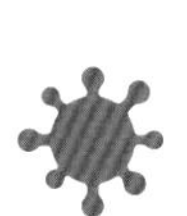

基礎医学研究者になってつらかったことは何ですか？

基礎医学研究は、実際に医療現場で患者さんを助ける臨床医学を支えるという、大切な役割があります。しかし、その価値は世の中からなかなか認められにくいものなのです。

基礎研究というのは、成果が現れるまで長い時間がかかります。そのため、将来何かの役に立つかどうか、わからないまま研究を進めるものが多いのです。また、たくさん研究をしても、すべてがすぐに何かの役に立つというわけでもありません。でも、わたしの研究を若い世代の人が引きついで、いつか目に見える形で成果にしてくれることがあったら、それはうれしいことですね。

感染症が大流行するとどんな対応が必要ですか？

医療現場で治療にたずさわる医師や看護師の方々とはちがって、基礎医学研究者の仕事はあくまで研究です。感染症の病原体は何なのか、どのように感染症が広がっていったのか、どうすれば感染をおさえられるかということを考えて、これからの研究テーマを見つけていきます。

また、感染症の基礎医学研究者として、感染症を正しく理解して正しく恐れるための情報を社会に発信していくことは大事だと思います。新型コロナウイルス感染症では、わからないことがたくさんあり、いろんな情報が出回って世の中が混乱してしまいました。危険なことは、そうした混乱によって、基本的な感染対策を忘れてしまうことです。不確かな情報にふり回されず、冷静に考えて行動することが大切だということを伝えていきたいです。

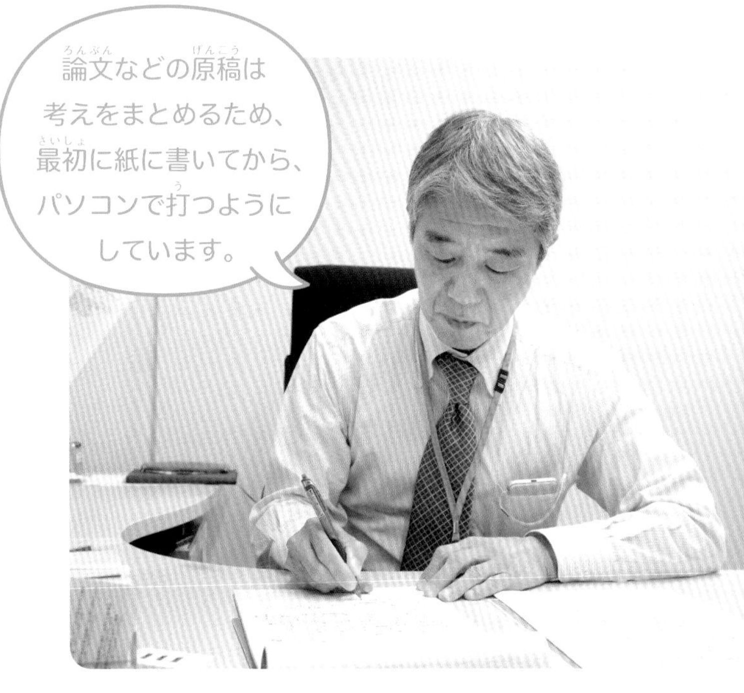
論文などの原稿は
考えをまとめるため、
最初に紙に書いてから、
パソコンで打つように
しています。

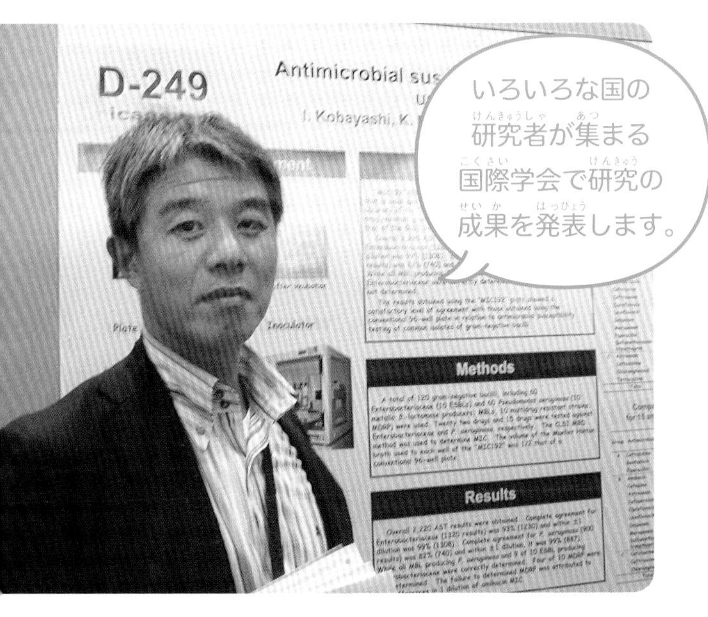
D-249
Antimicrobial sus
Methods
Results
いろいろな国の
研究者が集まる
国際学会で研究の
成果を発表します。

日常生活で大切にしていることは何ですか？

時間は限られているので、うまく使うことが大切だと思っています。専門の研究ばかりしていると、アイデアにもいきづまり、かえって遠回りになってしまうんです。わたしは、時々現場をはなれて、自然の中でリラックスして研究以外のことを考える時間を持つようにしています。考えを整理できるし、アイデアなどはそういう時のほうが、うかびやすいのです。

また、専門書以外の本も積極的に読むようにしています。山極寿一さんのゴリラに関する本など、自然に関するものは好きですね。微生物は自然の中のひとつの現象です。自然のしくみをわからずに専門的な知識だけで研究を進めても、最終的に役に立たないのではと感じています。専門のちがう人との交流も大切にして、広い視野を持っていたいと思っています。

基礎医学研究者の仕事

小林寅喆さんのある1日の仕事

07:30	出勤。メールのチェック。感染症の予防に関する原稿の執筆
09:00	研究室のミーティング
10:00	実験
12:00	昼食
13:00	大学の感染制御学の講義
14:30	大学の会議
16:00	論文の執筆
18:00	大学院の感染制御学の講義
19:30	退勤

※このページの「基礎医学研究者の仕事」は、大学などで講義をしながら研究をする人の例です。

講義

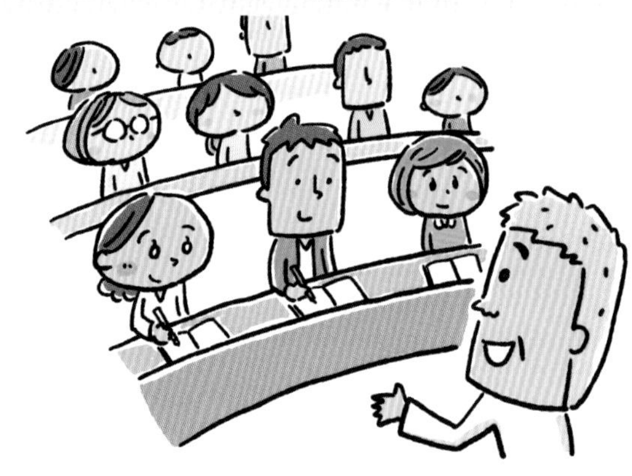

学生に専門知識を伝える講義をします。

実習

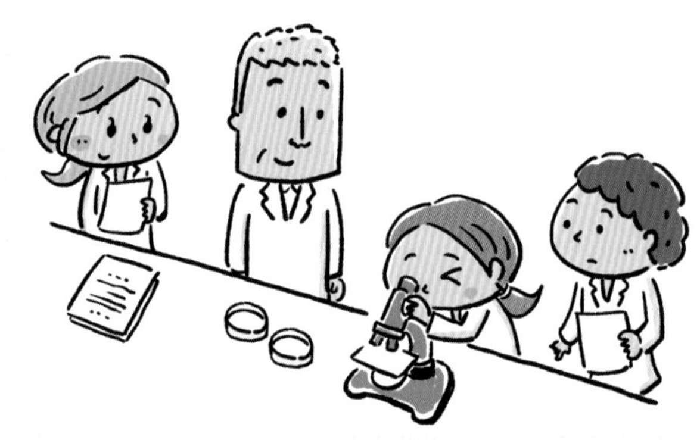

学生が実験など、体験から学ぶことができるように指導します。

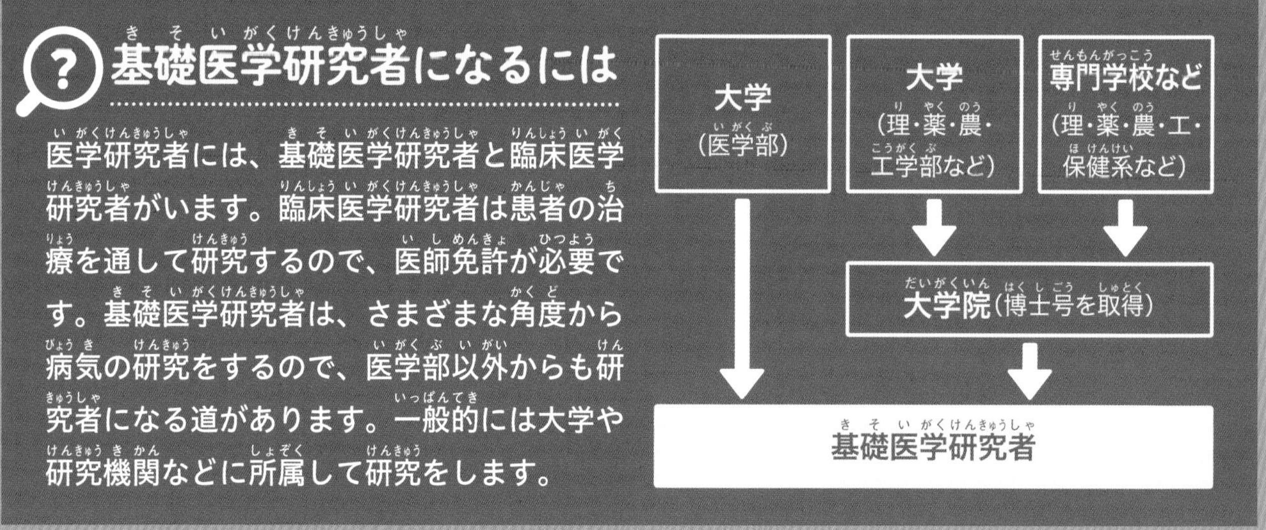

基礎医学研究者になるには

医学研究者には、基礎医学研究者と臨床医学研究者がいます。臨床医学研究者は患者の治療を通して研究するので、医師免許が必要です。基礎医学研究者は、さまざまな角度から病気の研究をするので、医学部以外からも研究者になる道があります。一般的には大学や研究機関などに所属して研究をします。

研究

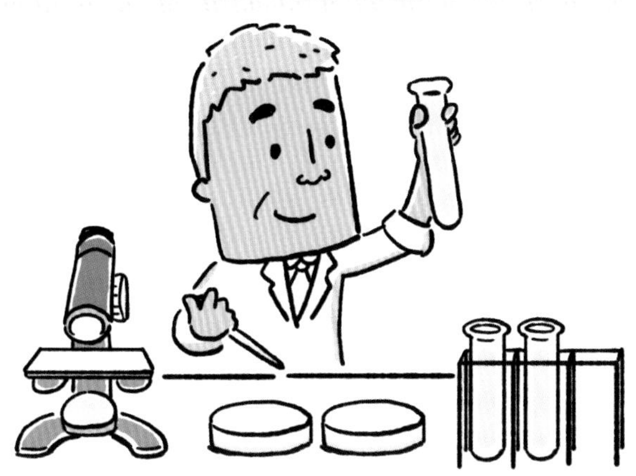

自分の研究では、仮説を立てて、それが正しいかどうか確かめるために、実験をして証明します。

論文・原稿の執筆

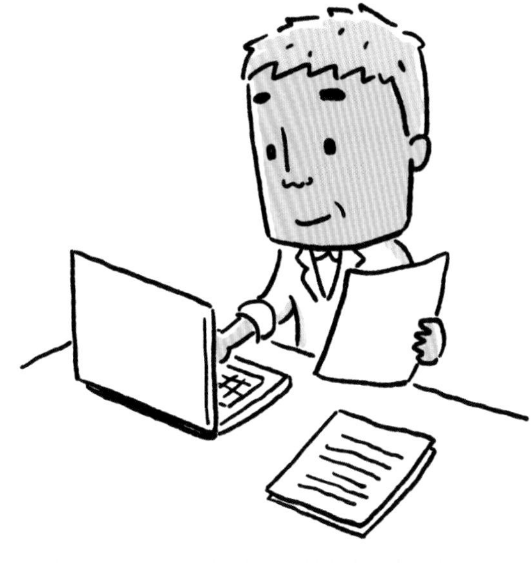

研究したことを論文にまとめます。専門家として意見を求められたり、情報を発信したりするために原稿を書くこともあります。

学会

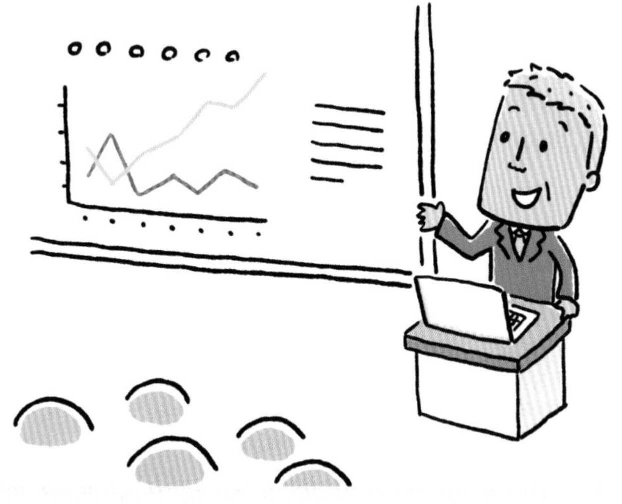

研究成果をまとめた論文を、学会で定期的に発表します。

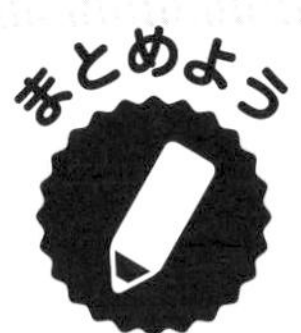

インタビューを読んで、感想をまとめよう

基礎医学研究者は、患者さんを助ける医療の発展のために、大切な役割をしていることがわかりました。患者さんはそのことを知らないし、研究の成果が出るのに長い時間がかかるので、縁の下の力持ちのような仕事だと思いました。

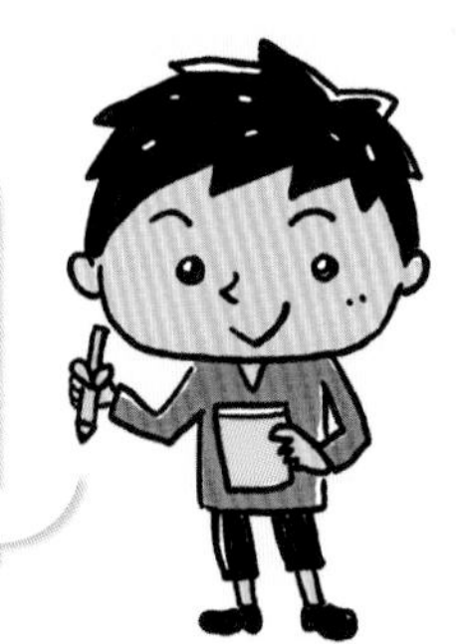

4 臨床検査技師

人間の体の異常を調べる臨床検査技師は、感染症が流行した時も大活やくします。
臨床検査技師の仕事について、渋谷理恵さんにお話をうかがいました。

インタビュー
済生会横浜市東部病院
渋谷理恵さん

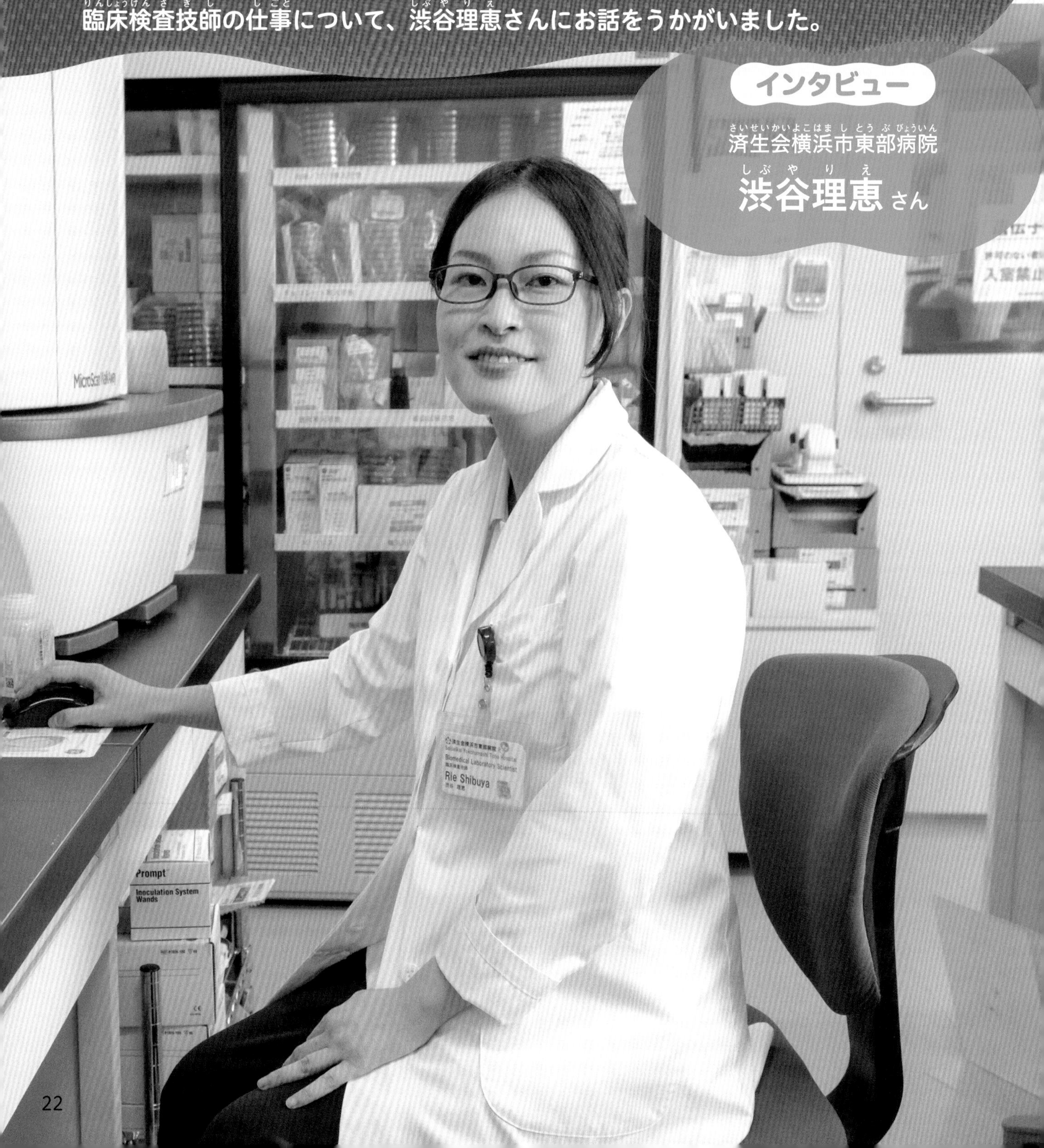

臨床検査技師とはどんな仕事なのですか？

医師が正しく患者さんを診療するためには、血液や脳波などを検査して、患者さんの体の状態をくわしく知る必要があります。こうした検査を行うのが、臨床検査技師の仕事です。

検査の種類は大きく分けてふたつあります。ひとつは「検体検査」といって、患者さんから採取された血液や尿、たんなど（検体）を調べます。もうひとつは「生理機能検査（生体検査）」で、患者さんの体に器具をつけて脳波や心拍を調べます。小さい病院では、一人の臨床検査技師が検体検査と生体検査の両方を行うことがありますが、大きい病院ではどちらか一方を担当することが多いです。

また、検体検査には血液検査のほかにも、アレルギー検査や微生物検査などさまざまな種類があって、専門ごとに担当が分かれています。わたしは検体検査の臨床検査技師で、微生物検査を専門にしています。

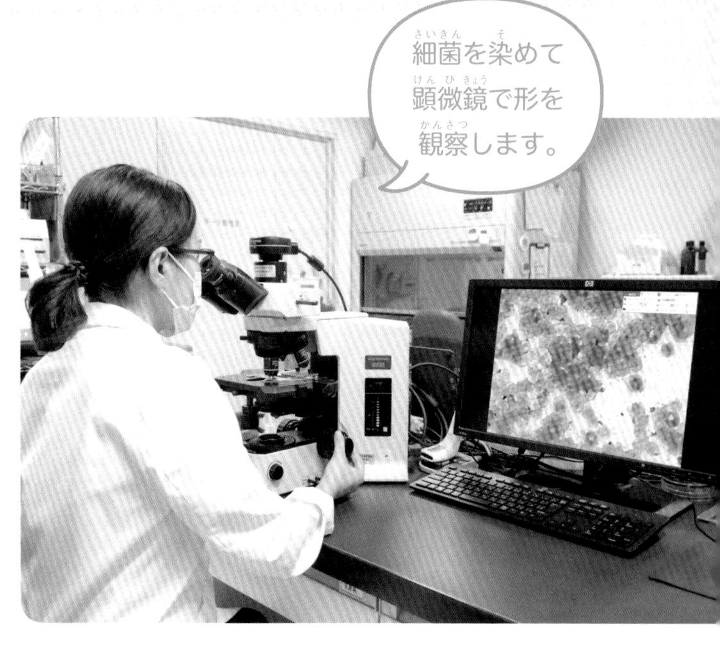

細菌を染めて顕微鏡で形を観察します。

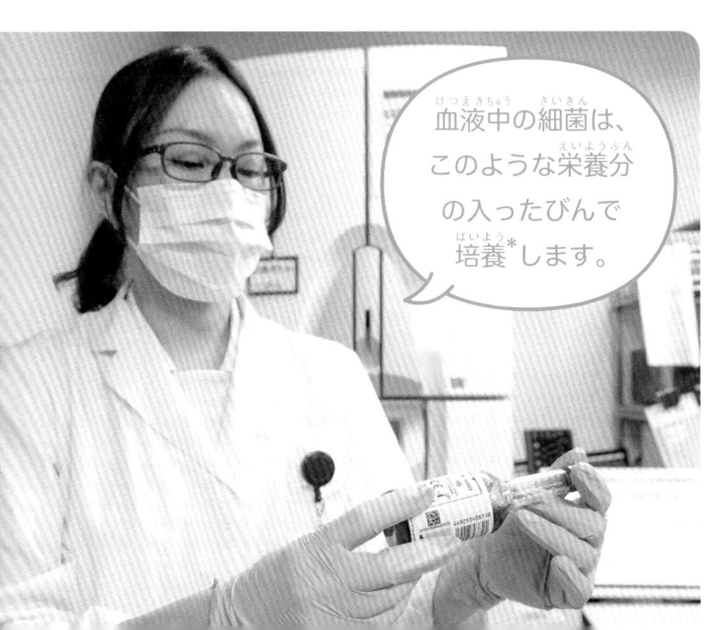

血液中の細菌は、このような栄養分の入ったびんで培養*します。

なぜ臨床検査技師の仕事を目指したのですか？

小学校の授業でミジンコやミドリムシといった小さな生き物を顕微鏡で見て、目に見えない生き物の存在に興味を持ったのがきっかけです。こんな小さなものにも命があるのだと、おどろいたことを覚えています。高校生になり進路を決める時、生命の不思議に興味があったことや、美容師だった母から手に職をつけておいた方がいいとすすめられたこともあり、検査技師の国家資格を得るために専門学校に入りました。

専門学校では血液検査や尿検査などいろいろな勉強をするのですが、やはり子どものころから好きだった微生物検査がとてもおもしろかったので、微生物を専門にしようと決めていました。ただ、微生物検査の仕事にこだわったので、学校を卒業してから就職先を見つけるまで少し苦労しました。

＊培養：微生物などを人工的な環境で育てて増やすこと。

臨床検査技師になってよかったことは何ですか？

わたしは今、以前から興味があった微生物検査の仕事をしているのでとても楽しいです。臨床検査技師として10年近く働いていても、初めて見る細菌などもいて、日々発見があります。わたしたちが検査をして、その検査結果をもとに医師が診断して、患者さんを治療したり病気を予防したりするので、患者さんを支える医療スタッフの一員としての実感があります。

また、わたしたち臨床検査技師は、診療を受ける患者さんの負担を減らすこともできます。患者さんは診療のためにさまざまな検査を受けますが、場合によっては受けなくてもよいものもあります。検査結果を見て臨床検査技師が医師に、「ほかの検査は必要ないかもしれません」と提案することで、不必要な検査を受けずにすむということもあるので、こうした形でも患者さんの役に立てていることはうれしいですね。

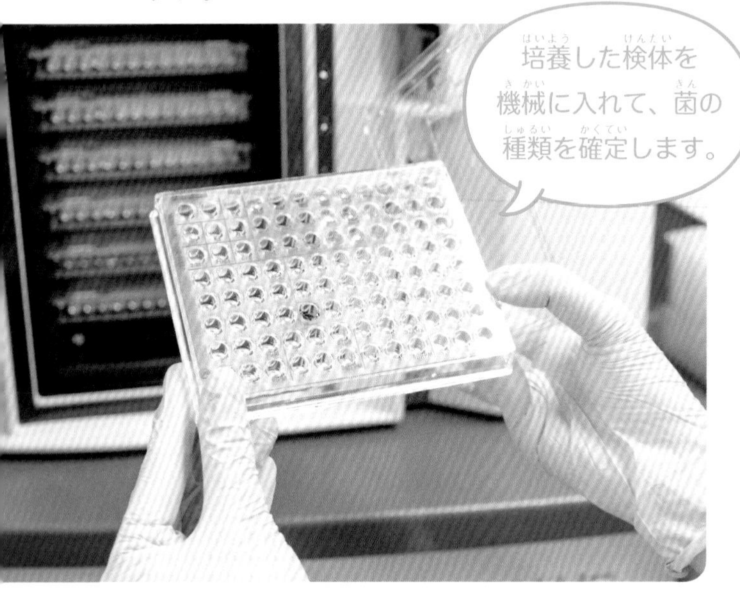

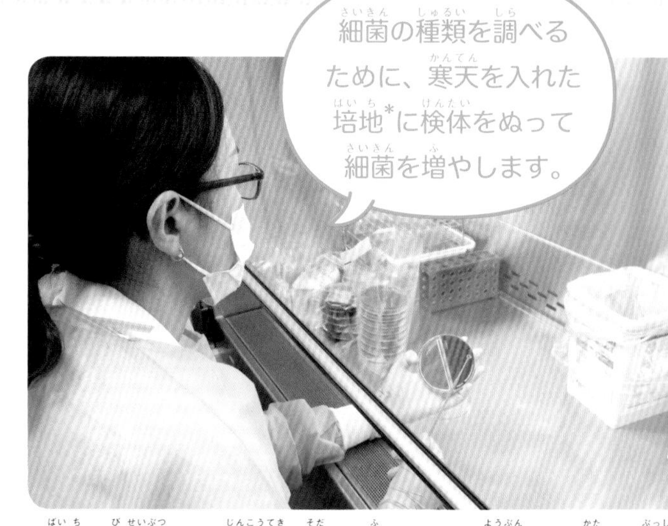

機械に入れて、菌の
種類を確定します。

細菌の種類を調べる
ために、寒天を入れた
培地*に検体をぬって
細菌を増やします。

＊培地：微生物などを人工的に育てて増やすために養分などを固めた物質

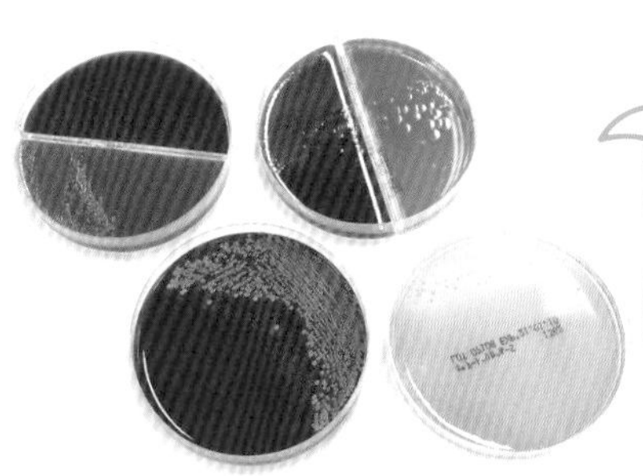

培養した細菌。
インフルエンザ菌（左上）、
ブドウ球菌（左下）、
緑膿菌（右上）、
大腸菌（右下）。

臨床検査技師になってつらかったことは何ですか？

微生物検査では、機械を使って検査する前に、まず培養した細菌の色や形、大きさといったちがいを目で見て、種類を推定するのですが、この作業に慣れるまでにとても時間がかかりました。大変わずかなちがいで、経験をつまないと識別することが難しいからです。

最初に働いた検査センターでは１日に200件もの検査を一人でこなしました。食事をする時間もなく、夢でも上司に「これは何の菌だと思う？」と聞かれ、「わかりません……」と答えて目を覚ます、といったことが何日も続いたほどです。でも、この経験のおかげで臨床検査技師として微生物の種類を識別するための技術を身につけることができました。

感染症が大流行するとどんな対応が必要ですか？

感染症が流行すると多くの患者さんが病院に来られるので、院内での感染をふせぎつつ、たくさんの患者さんに対応できる検査体制を整えないといけません。検査体制や感染対策について感染対策チームで話し合い、全職員に伝えます。

感染症の検査には、血液を検査したり尿を検査したりとさまざまな種類があるので、患者さんが一度に押し寄せると現場が混乱することがあります。そのため、そうした検体を採取する医師や看護師が混乱しないような環境を整えておくことが大事です。

綿棒など検査をするための医療用品もそろえておく必要がありますが、感染症が流行するとほかの病院もそうした医療用品をたくさん購入するので、事前に確保していつでも検査ができるようにしておく必要があります。

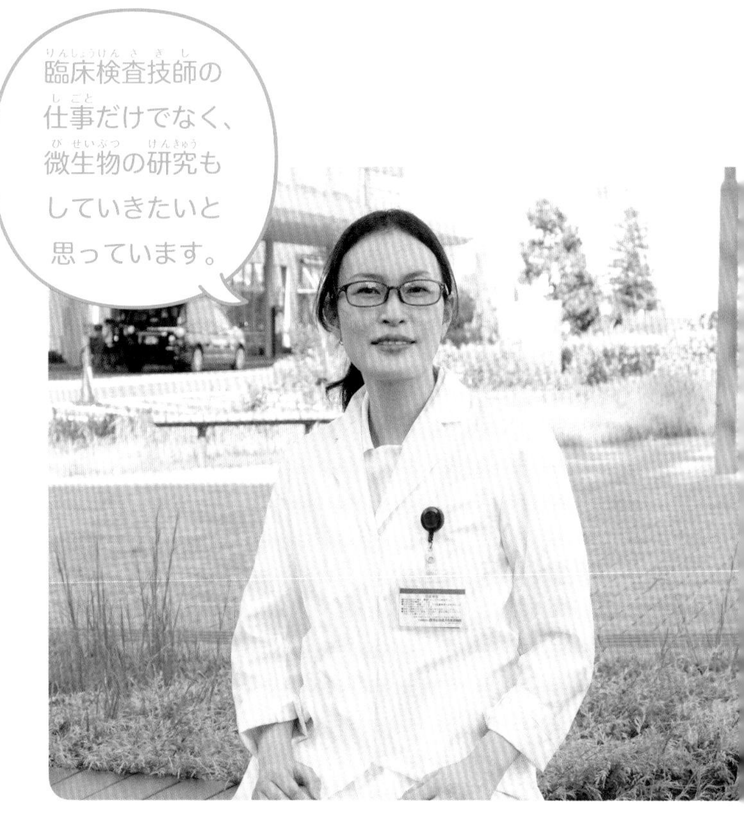
臨床検査技師の仕事だけでなく、微生物の研究もしていきたいと思っています。

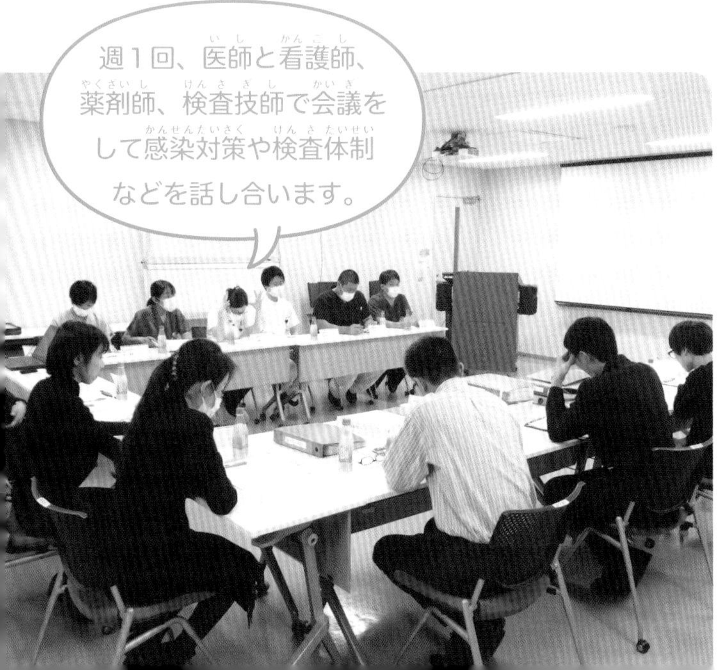
週1回、医師と看護師、薬剤師、検査技師で会議をして感染対策や検査体制などを話し合います。

日常生活で大切にしていることは何ですか？

臨床検査技師としては、すばやく正確に検査できるように心がけています。また、検査によっては対応がおくれると患者さんの命に関わるものもあるので、そうした検査の場合は、とくに注意をはらって作業をしています。そして、患者さんへの対応がおそくならないよう、検査結果が出たら、すぐに医師に報告するようにしています。

わたし自身のこととしては、臨床検査技師として病院で働きながら、博士号をとるために大学院に通って研究をしています。そのため、病院での仕事も大学院での研究もどちらもおろそかにならないよう、日ごろから気をつけています。

臨床検査技師の仕事

渋谷理恵さんのある1日の仕事

08:30	急ぎの検体の対応
09:00	前の日に培養を始めた培地から、発育した細菌を取って機械にかける
10:00	医師と看護師、薬剤師、検査技師での定期的な会議
11:30	昼食
12:30	当日受け取った検体を染色して培養する。どんな細菌か推定して報告。急ぎの検体の対応
17:00	退勤
18:00	大学院の講義・研究

生理機能検査

臨床検査技師が患者に直接おこなう検査です。

心電図検査

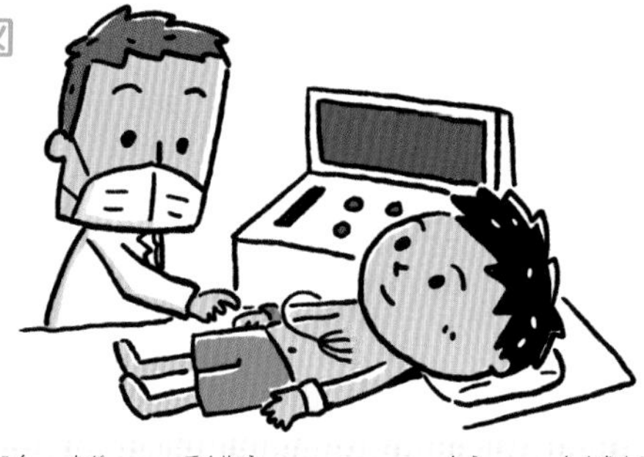

心臓の筋肉に流れる電流のようすを調べ、心筋梗塞や心不全などの診断に利用します。

エコー検査

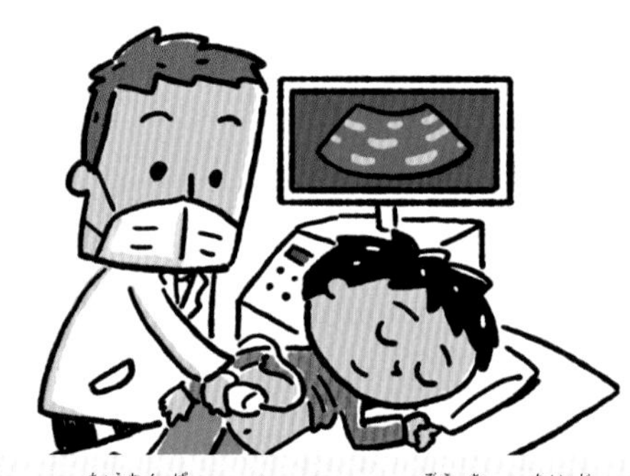

身体にエコー（超音波）を当てて、臓器や胎児の状態を調べます。

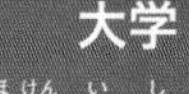

臨床検査技師になるには

大学の医療系などの学部や、3年制の短期大学の臨床検査学科など、または厚生労働省指定の専門学校などを卒業すると、臨床検査技師国家試験を受けることができます。大学の獣医学系・薬学系学部などで必要な科目を取っても受験できます。資格を得たら、病院や大学、検査センターなどに就職するのが一般的です。

大学 （保健・医・歯・獣医・薬学系学部など）	短期大学 （臨床検査学科など）	厚生労働省指定養成所 （専門学校など）

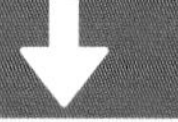
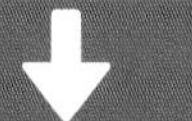

臨床検査技師国家試験に合格

臨床検査技師

検体検査

患者から採取された、血液やたん、便、尿、また手術によって採取された細胞などを検査します。

微生物検査

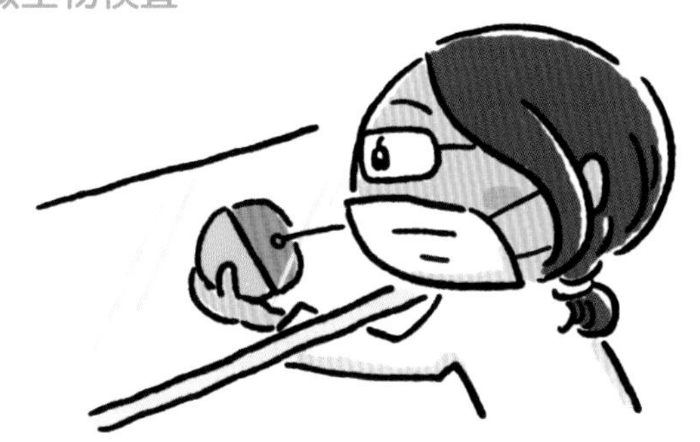

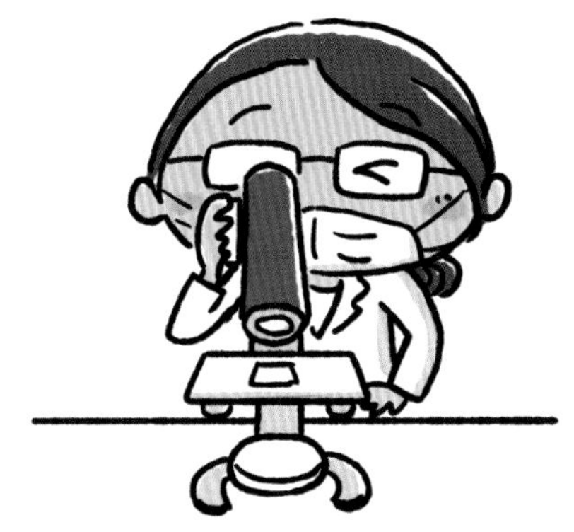

採取した検体を培養して調べ、病気を引き起こす細菌などの微生物を検出します。

尿検査

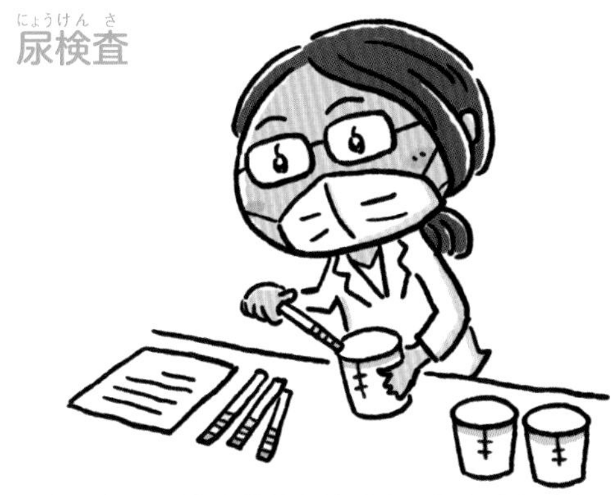

尿の中のたんぱく質や糖を調べます。健康な人の尿には、たんぱく質や糖などはほとんど見られないので、病気の発見につながります。

血液検査

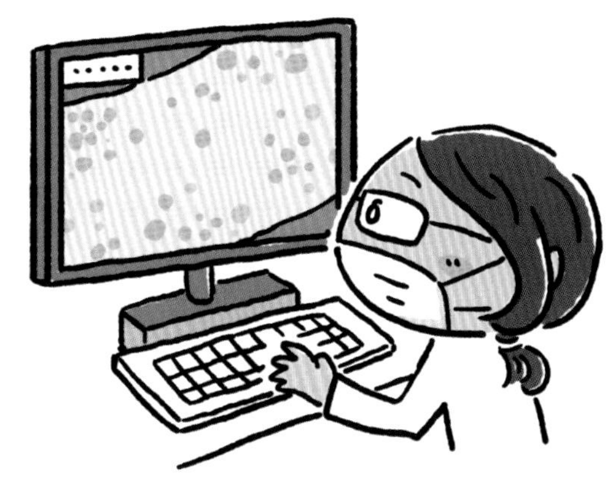

血液中にある赤血球や白血球、血小板などの数や、コレステロール値、血糖値などの数値を調べます。基準となる数値のはんいから大きく外れると病気の疑いがあります。

インタビューを読んで、感想をまとめよう

臨床検査技師は、患者さんの病気を発見するために大切な仕事をしていることがわかりました。微生物の検査では、機械に入れる前に、まず色や形、大きさといったちがいを目で見て、微生物の種類を推定しているということにびっくりしました。

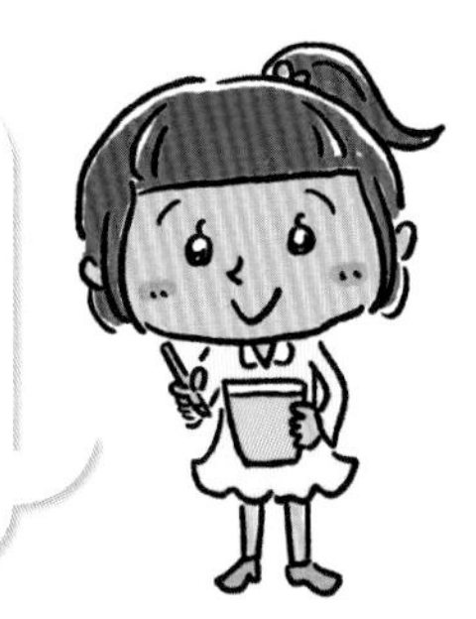

5 医薬品の開発者

感染症の治療や予防に欠かせない医薬品はどのように作られているのでしょうか？
抗菌薬の開発をしている山竹卓宏さんにお話をうかがいました。

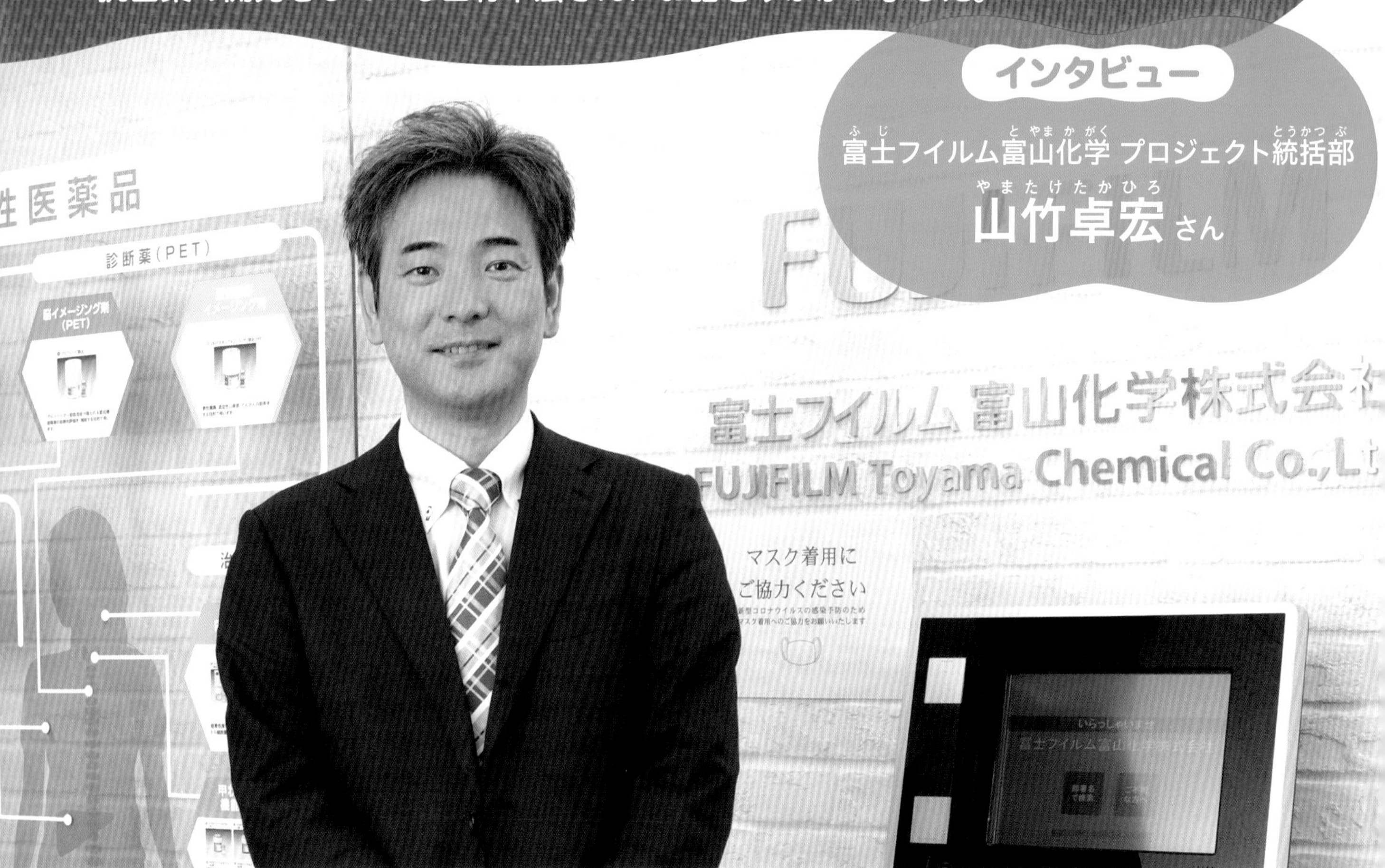

インタビュー

富士フイルム富山化学 プロジェクト統括部
山竹卓宏さん

医薬品の開発者とはどんな仕事なのですか？

新しい薬は、研究・試験・審査という手順で作られます。はじめに、医薬品の研究者たちが、その病気に対して効果がありそうな物質を見つけます。そうして見つけた物質で薬を作り、マウスなどの動物を使って薬の安全性や効果を調べます。動物に対する安全性や効果に問題がなければ、臨床試験（治験）という、実際に人に薬を使ってもらい、安全性や効果を調べる試験を行います。人に対しても問題がなければ、国の審査へと進みます。審査に合格すると、正式に薬として認められて、販売されるようになります。

わたしたち医薬品の開発者は、研究者が作った薬の人に対する安全性や効果を調べる臨床試験を担当しています。臨床試験の計画を立てたり、試験に協力してくれる病院や医師を探したり、薬の効果や安全性のデータを集めて分せきしたりします。これらの仕事は一人でするのではなく、病院や医師とやりとりして実際に試験を行う人、試験で得られたデータを分せきする人、その結果を報告書としてまとめる人など、チームでおこないます。

臨床試験だけで3〜7年ほど、ひとつの薬が世に出るまでに9〜16年ほど、もしくはそれ以上かかります。

なぜ医薬品を作る仕事を目指したのですか？

医薬品の開発者になったきっかけは、高校の有機化学*という授業で化学に興味を持ったことです。小さいころから医療関係の分野で働きたいと思っていましたが、その授業を受けてから、医療と化学の両方に関わる仕事をしたいと考えるようになりました。

大学では医療と化学が関係する薬学部に進学し、大学院まで進んで薬のもととなる物質の研究をしました。大学院を修了してから、現在つとめている製薬会社に就職し、医薬品の開発者として働きはじめました。

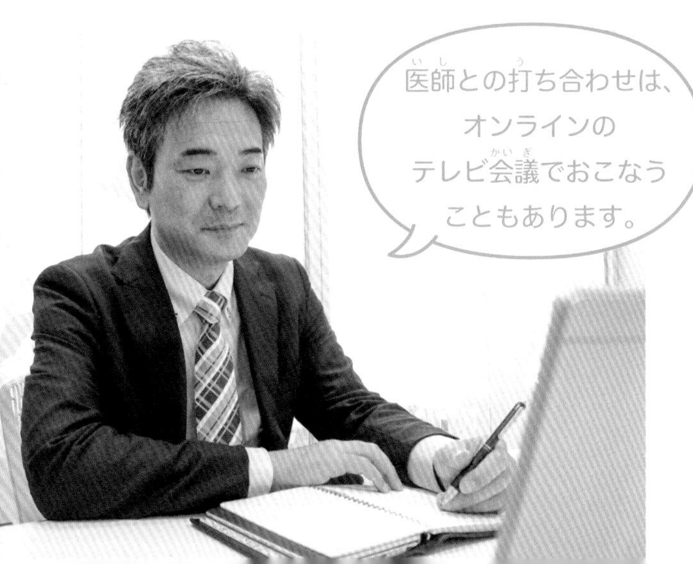
医師との打ち合わせは、
オンラインの
テレビ会議でおこなう
こともあります。

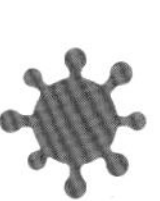

医薬品の開発者になってよかったことは何ですか？

医薬品の開発者として、いちばんうれしいのは、自分が担当した薬が審査に合格して世に出て、患者さんの治療に役立てられることです。わたしが担当している薬は現在審査中なので、患者さんが使えるようになるにはもう少し時間がかかりますが、これからそのような経験ができればうれしいですね。

薬を作るにはとても時間がかかるので、新しい薬を世に送りだして患者さんの役に立つという達成感を味わえる機会は多くないですが、そうした新薬を必要としている人のために働いているという実感や、仕事のやりがいはつねに感じています。

*有機化学：炭素をふくむ物質（有機化合物）を研究する学問。人間の体を構成するたんぱく質も有機化合物のひとつ。

医薬品の開発者になってつらかったことは何ですか？

新しく開発する薬は体に安全できちんと効き目がないといけないので、そうした安全性や効果を調べる臨床試験はとても厳しいものです。臨床試験は3つのステージがあるのですが、少しでも問題があれば先のステージに進めません。最初のステージを合格しても、次のステージが不合格で、長い年月をかけた薬の開発自体が中止になってしまうこともあります。わたしも開発に6年ほどかけた新薬が、とちゅうで中止になり、とてもつらい経験をしたことがありました。

感染症が大流行するとどんな対応が必要ですか？

製薬会社としては、新しい感染症が流行すれば、薬を開発する使命があると感じています。別の感染症に使っている薬が、新しい感染症に効くのではないかという医師からの相談があれば、それにも対応します。

医薬品の開発者として対応しないといけないことは、臨床試験の計画の調整です。感染症が流行すると、臨床試験をしている病院が感染拡大をふせぐために来院を制限するので、試験に参加している患者さんが病院に来られなくなります。そうなると試験ができなくなるので計画を調整しなければなりません。

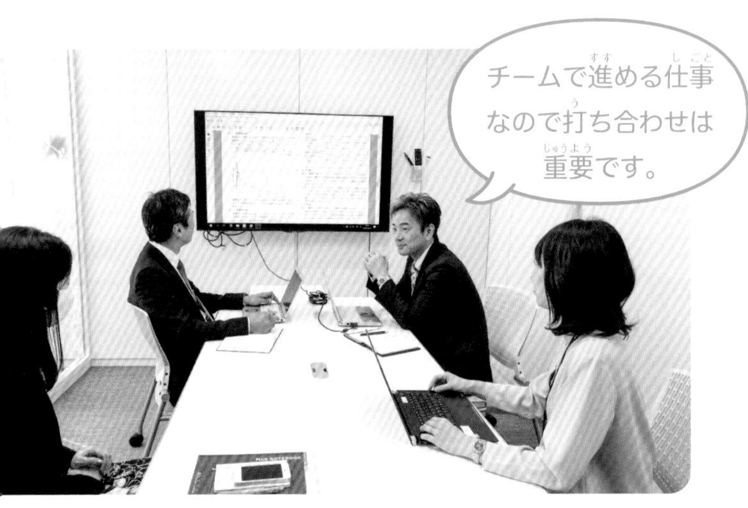
チームで進める仕事
なので打ち合わせは
重要です。

日常生活で大切にしていることは何ですか？

新しい薬を開発していると、うまくいかないことはよくあります。薬の候補となる物質が2万5000個あったとして、そのうち動物実験や臨床試験、国の審査に合格して実際に新薬として世に出るのはたったの1つ、2万5000分の1の確率といわれています。新薬開発はこれほど難しいので、失敗したり問題が起こったりすることはめずらしくありません。そうした失敗や問題にもくじけないことが大切です。そのため、仕事と休日のメリハリをつけて、体も心も健康な状態に保ち、どんなことがあってもめげない心で開発に取り組むように努めています。

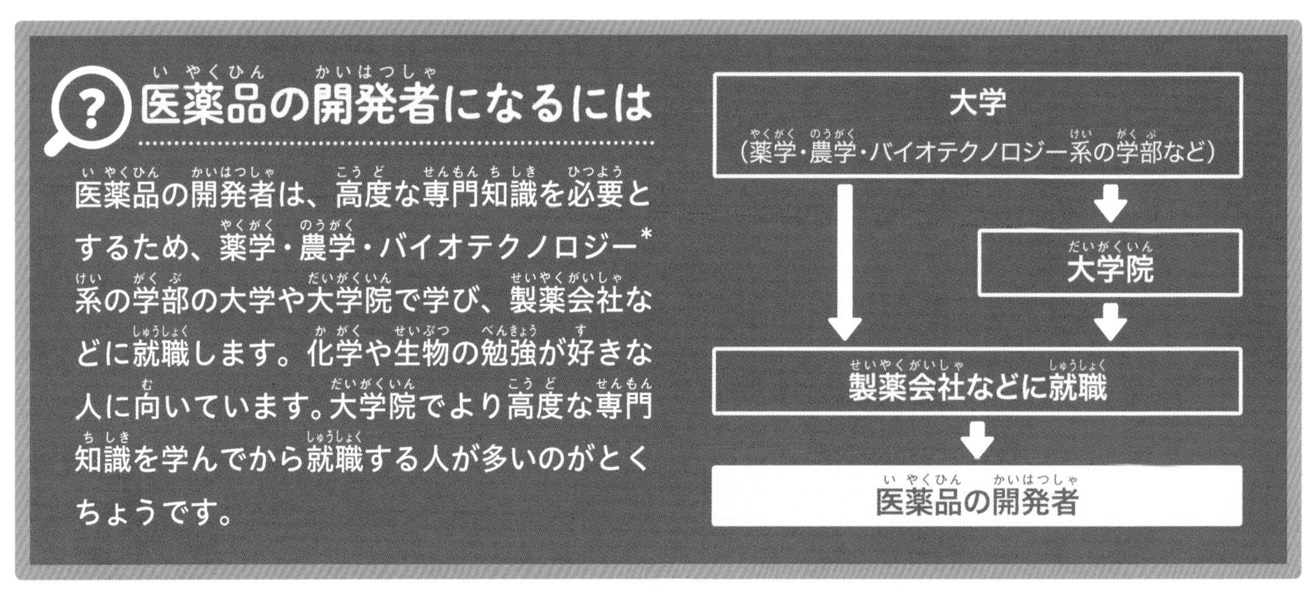

医薬品の開発者になるには

医薬品の開発者は、高度な専門知識を必要とするため、薬学・農学・バイオテクノロジー*系の学部の大学や大学院で学び、製薬会社などに就職します。化学や生物の勉強が好きな人に向いています。大学院でより高度な専門知識を学んでから就職する人が多いのがとくちょうです。

＊バイオテクノロジー：生物の持つはたらきを人間の生活に役立てる技術。「バイオロジー（生物学）」と「テクノロジー（技術）」を合成した言葉。

医薬品の開発者の仕事

山竹卓宏さんのある1日の仕事

09:00　出勤。メールのチェック
10:00　研究所との打ち合わせ
11:00　打ち合わせの結果をまとめる
12:00　昼食
13:00　治験をする病院で医師と面談
15:30　医師との面談結果を上司に報告
16:00　新薬開発チームの仕事を報告する会議用の資料作成
17:00　新薬開発チームのメンバーとの打ち合わせ
18:30　メールチェック。翌日の仕事の準備
19:30　退勤

治験の計画を立てる

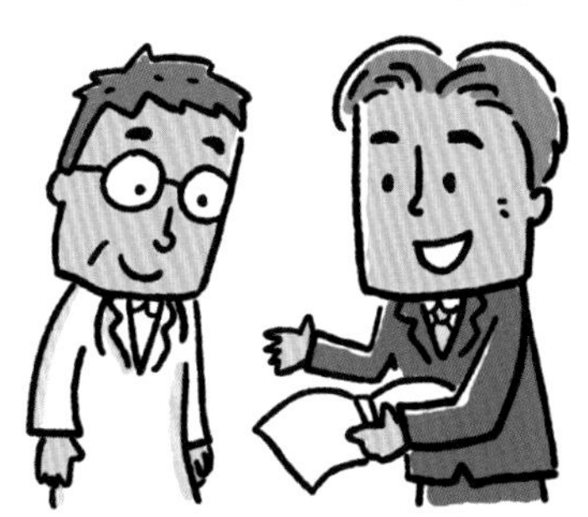

医師と相談しながら治験の進め方の計画を立てます。

治験を実行する

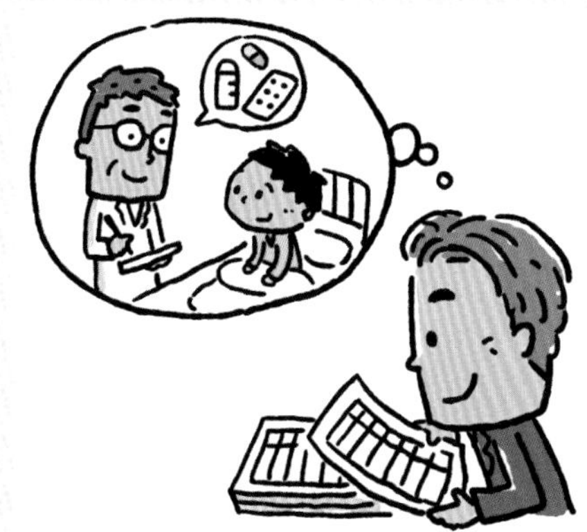

治験をする病院や医師を決めます。患者に薬を試してもらい、データを集めます。

データの整理・分せき

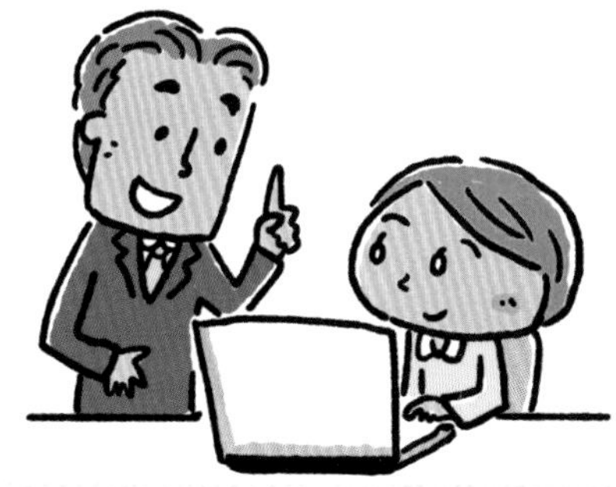

治験のデータを分せきして、薬が効いているか、安全かを報告書にまとめます。

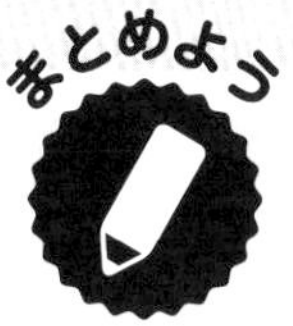

インタビューを読んで、感想をまとめよう

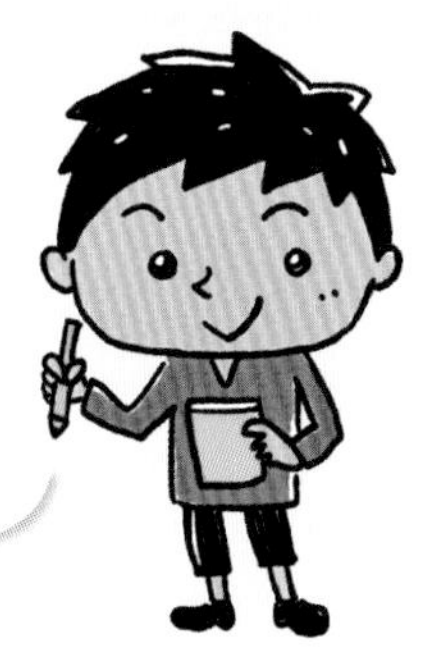

1つの医薬品を作るのに、研究から臨床試験まで長い時間がかかるということがわかりました。安全性が高くて効果のある薬を作るために、研究者や開発者がこつこつ努力を積み重ねているんだなと思い、感謝の気持ちでいっぱいになりました。

6 衛生用品の開発者

消毒液やマスクなど、わたしたちが安心して生活するために衛生用品は欠かせません。消毒用アルコールの商品を開発している諏訪雅宣さんに、お話をうかがいました。

インタビュー

健栄製薬 研究開発部
諏訪雅宣さん

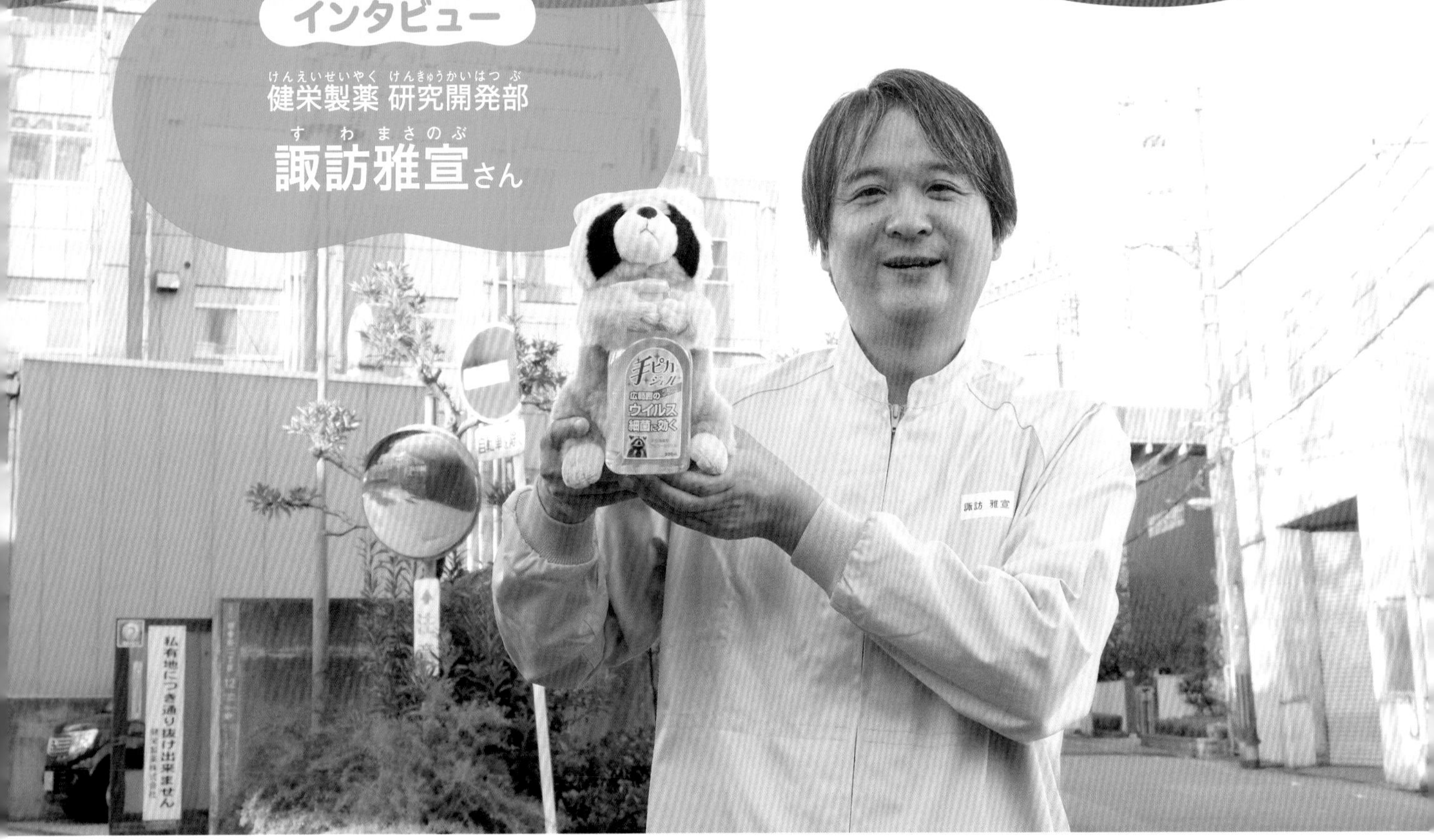

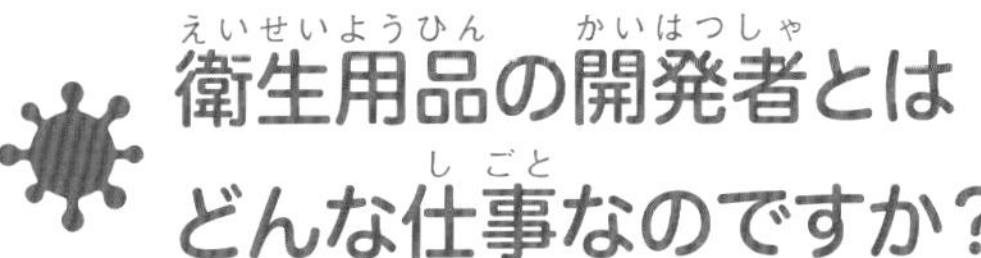

衛生用品の開発者とはどんな仕事なのですか？

新製品の開発は、まずどのような衛生用品が世の中で求められているかを調査することから始めます。そして、開発計画書を作り、新しく開発する製品のとくちょうや容器の形、包装のデザインをどうするかといったアイデアをまとめます。

例えば、ポンプ式の消毒液を作る場合だと、ポンプを１度おすと何ミリリットルの液体が出るかということなども考えて、開発計画書を作ります。開発計画書ができあがると、それをもとに実際に製品を作っていきます。

消毒液やうがい薬などの場合、細菌などの病原体をどれくらい減らせるかという「有効性」が大切です。製品の有効性のほか、品質や安全性にも問題がないことが確認できると、国に製造販売許可を願い出る書類を出します。認められると、ようやく新製品が発売されます。

販売担当の人に製品の良さを伝えるのも、開発者の大切な仕事です。新しい製品が、すでに販売されている製品と比べて、どこが優れているかというアピールポイントを販売担当の人に説明します。販売担当の人は、その情報をもとに、新製品がより多くの人に手にとってもらえるための方法を考えて売り出します。

なぜ衛生用品を作る仕事を目指したのですか？

小学生のころに、病気が原因で長い間入院したことがあり、その経験から薬に関係する仕事に興味を持つようになりました。両親からも薬にたずさわる仕事をすすめられたこともあり、将来は薬の研究をしたいと思っていました。

しかし、大学で細菌やウイルスについて学ぶようになると、病原体を減らして感染症を予防する消毒液や除菌剤の開発に興味がわきました。その後、衛生用品メーカーへ就職し、開発者として働きはじめました。

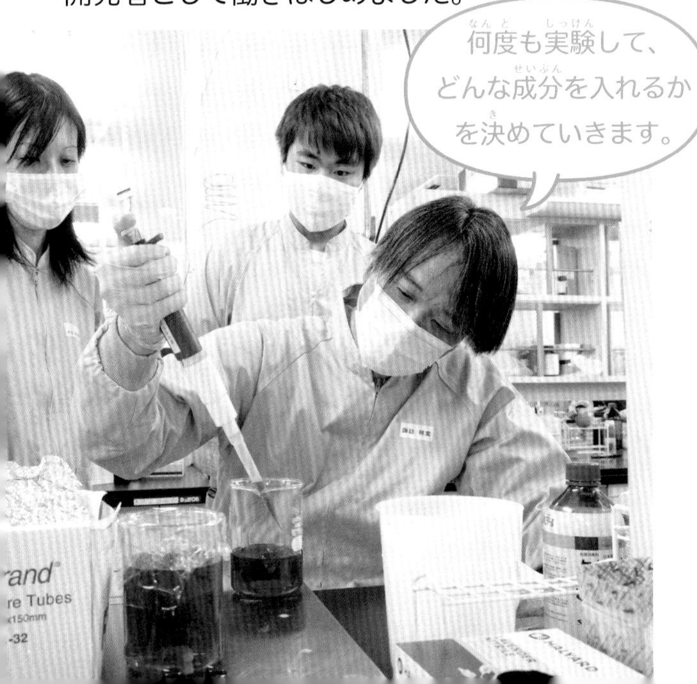

何度も実験して、どんな成分を入れるかを決めていきます。

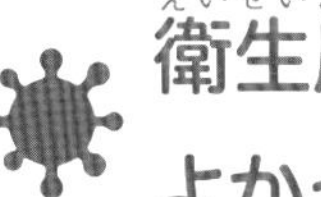

衛生用品の開発者になってよかったことは何ですか？

わたしが開発している衛生用品には、消毒液やうがい薬など、一般の人が使うものがたくさんあります。そのため、街中のスーパーやドラッグストアで、自分が開発した製品を見ることができます。消毒液などは中身だけでなく、包装や容器の形なども考えて開発しているので、店に並んでいる製品がお客さんの目を引くものになっているなと思うとうれしくなります。もっともやりがいを感じるのは、その製品を使っている人を見た時です。自分の仕事がみなさんの役に立っているなと実感できて、とてもうれしいです。

衛生用品の開発者になってつらかったことは何ですか？

衛生用品の開発でもっともつらいのは、製品の開発計画を中止しないといけなくなることです。例えば、はだに優しい消毒液の開発で、実際に消毒液を作ってみると、はだはあれないけれど殺菌効果（有効性）が低い、殺菌効果を高くすると、今度ははだへの刺激が強くなってしまう、というようなことがあります。

このように、いろいろ試してみても思うような効果が出ない場合は、製品の開発が中止になってしまいます。また、ほかの会社が先に、製品の開発に必要なものの特許*をとってしまっていて、それが使えずに開発ができなくなるということもあります。

＊特許：無断で発明をまねされないための権利。

感染症が大流行するとどんな対応が必要ですか？

感染症が流行すると、消毒液などの製品に関する問い合わせがとても増えます。そうした問い合わせやお客さんからの要望に合わせて適切な対応をすることが必要です。新型コロナウイルス感染症が流行した時は、「消毒液のアルコール濃度を知りたい」「国内で作られたものかどうか知りたい」という問い合わせが多かったので、アルコール濃度と「日本製」ということがひと目でわかるように、文字を大きく表示したラベルを作ってはりました。

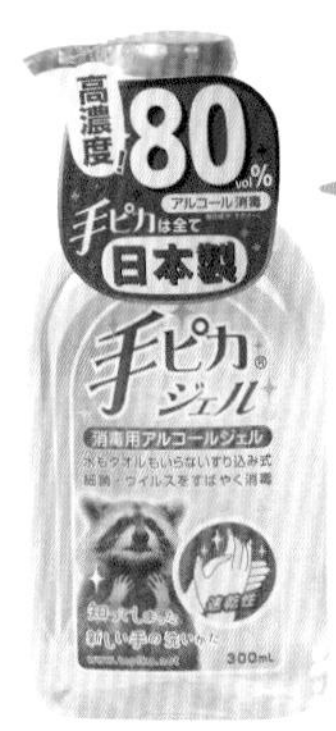

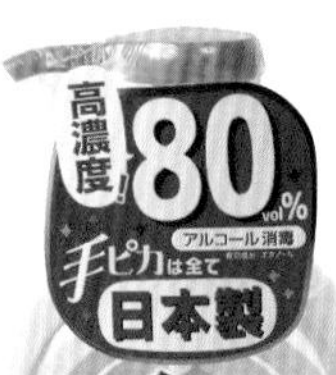

「日本製」でアルコール濃度が「80パーセント」であることがひと目でわかる、消毒用アルコールのラベル。

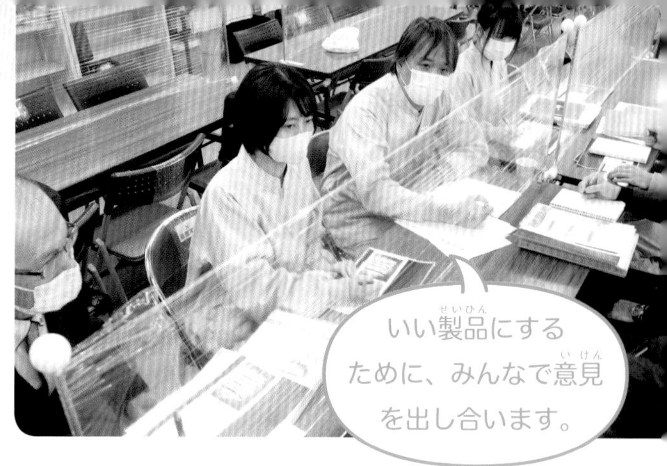

いい製品にするために、みんなで意見を出し合います。

日常生活で大切にしていることは何ですか？

身のまわりのものをよく観察して、製品開発のアイデアを探すことです。わたしがいる会社は、今ある製品に一工夫してより良いものにするということが得意ですが、一工夫のアイデアというのは、実はわたしたちが見慣れたものの中にかくれているんです。

例えば、ジュースのペットボトルが、より使いやすくておしゃれな消毒液のボトルを作るヒントになることもあります。そうした開発のヒントを見つけるために、日常生活の中でさまざまなものを観察するようにしています。

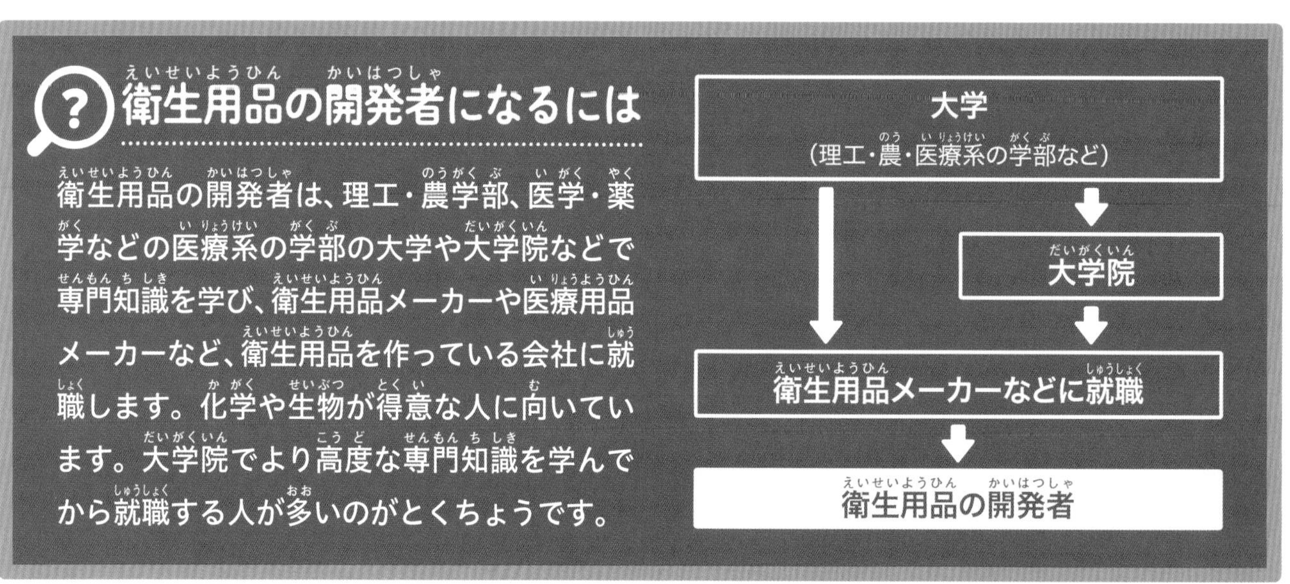

衛生用品の開発者になるには

衛生用品の開発者は、理工・農学部、医学・薬学などの医療系の学部の大学や大学院などで専門知識を学び、衛生用品メーカーや医療用品メーカーなど、衛生用品を作っている会社に就職します。化学や生物が得意な人に向いています。大学院でより高度な専門知識を学んでから就職する人が多いのがとくちょうです。

衛生用品の開発者の仕事

諏訪雅宣さんのある1日の仕事

08:15	出勤。メールのチェック。打ち合わせの準備
08:45	新製品開発チームのメンバーとの打ち合わせ
12:00	昼食
13:00	打ち合わせの内容をまとめて、全員に報告
14:00	容器の業者と打ち合わせ
15:00	新製品の開発計画書作り
18:00	退勤

開発計画書を作る

どんなとくちょうを持つ製品にするか考えて、開発計画書を作ります。

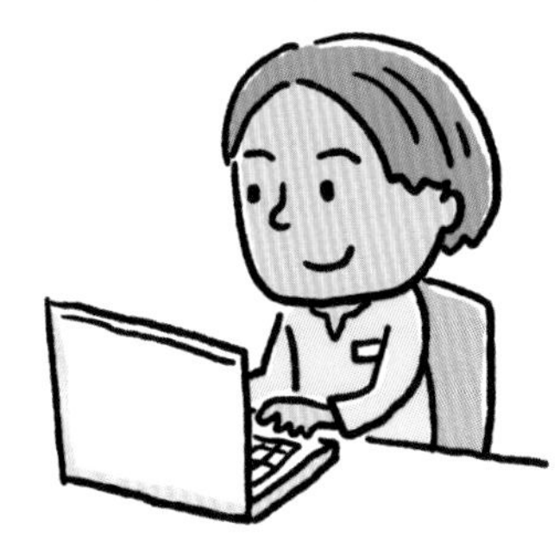

成分の調合を決める

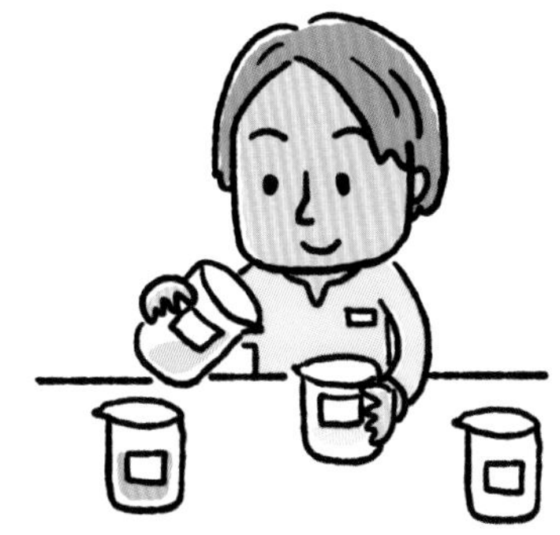

細菌にどのくらい効くのか、手あれへの影響はどうかなどを考え、どんな成分をどれだけ入れるかを決めます。

製造

国から製品を作る許可がおりたら、工場に製造・試験方法などを指示します。

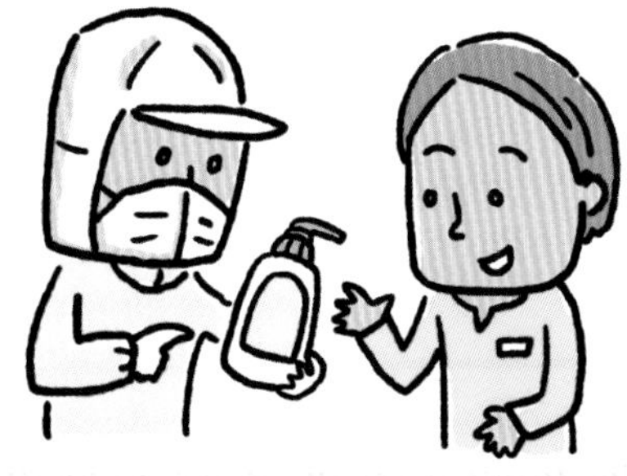

販売

製品ができたら、とくちょうを販売店にわかってもらえるように担当者に伝えます。

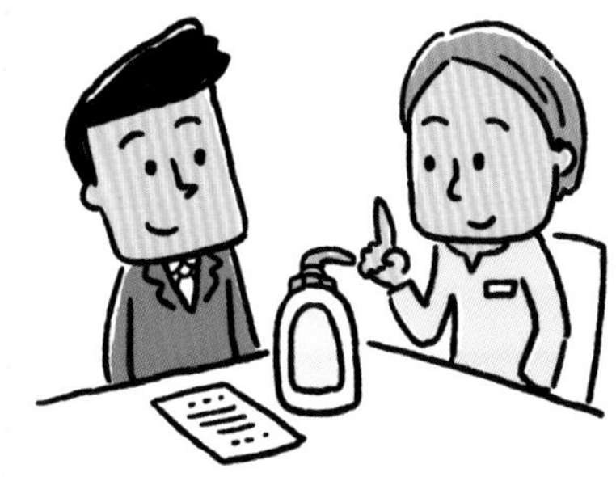

インタビューを読んで、感想をまとめよう

衛生用品を作る時には、どんなとくちょうを持った製品を作るかを考えるということが、おもしろいと思いました。そして、日常生活の中からアイデアを探すために、さまざまなものを観察しているという姿勢に感動しました。

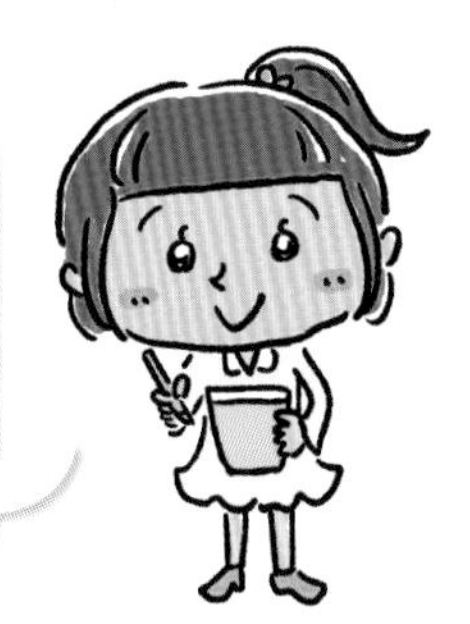

＼感染症コラム／

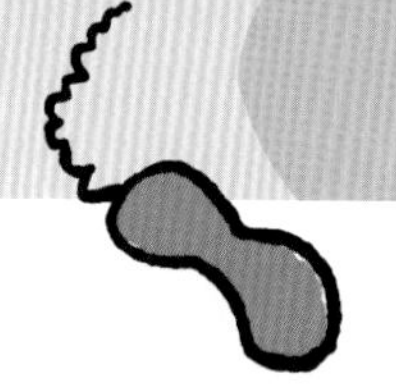
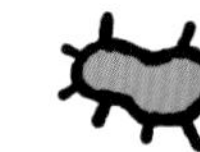

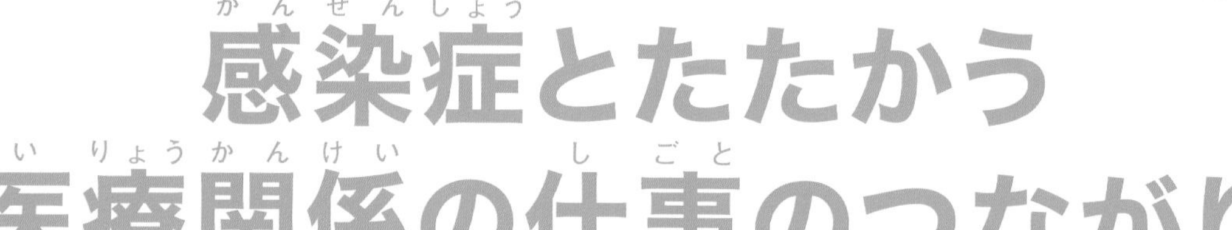

感染症とたたかう医療関係の仕事のつながり

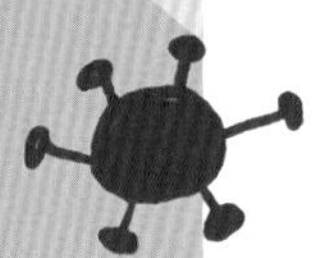

医療に関係する仕事にたずさわる人たちは、お互いにつながりを持って、患者のために助け合って仕事をしています。感染症が流行した時に、どのようなつながりを持って仕事をしているのか見てみましょう。

医療の仕事 関連図

患者

感染症の症状が出て病院に行く。

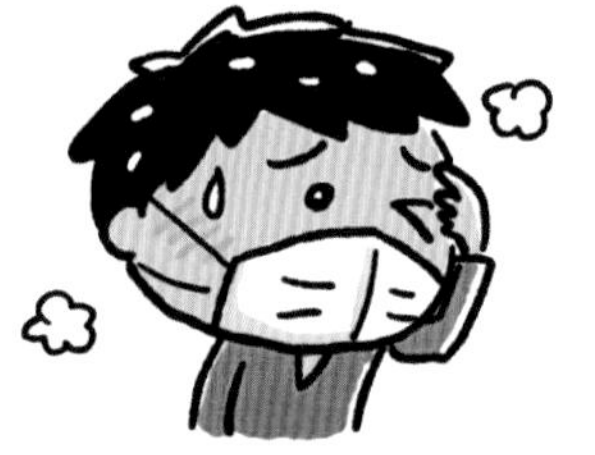

通院・入院

治療

看護

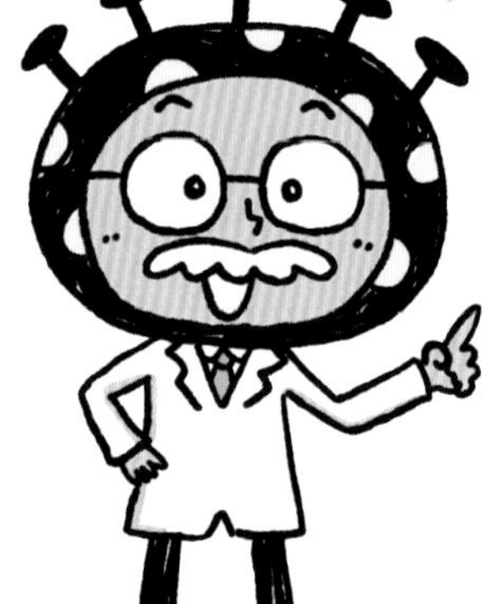

よりよい医療を提供するために連けいして仕事をしているんだね！

製品

製品

協力

医療・衛生用品の研究・開発者

➡32ページ

医療や患者の衛生環境に必要なものを開発する。医師や看護師に協力してもらうこともある。

製品

協力

医療・衛生用品メーカー

医薬品の研究・開発者

➡28ページ

専門の医師と協力して治療薬やワクチンを開発する。

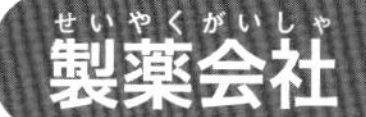

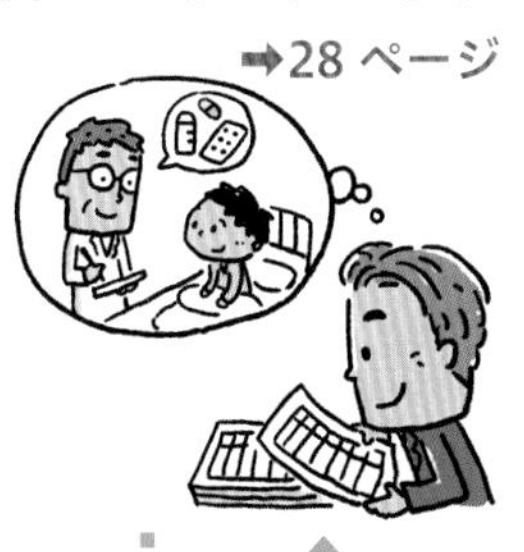

相談

研究結果を報告

基礎医学研究者

➡16ページ

病原体などの研究をする。治療や予防に役立つ研究結果を報告する。

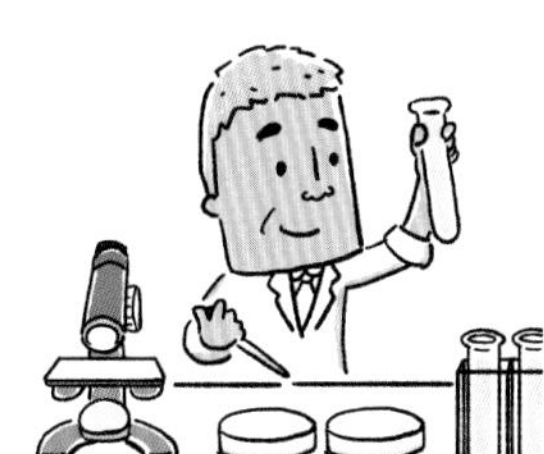

製品

協力

病院

感染症専門医

➡4ページ

協力

患者を診察して、検査を指示したり、治療したりする。感染症が広がらないように対策をする。

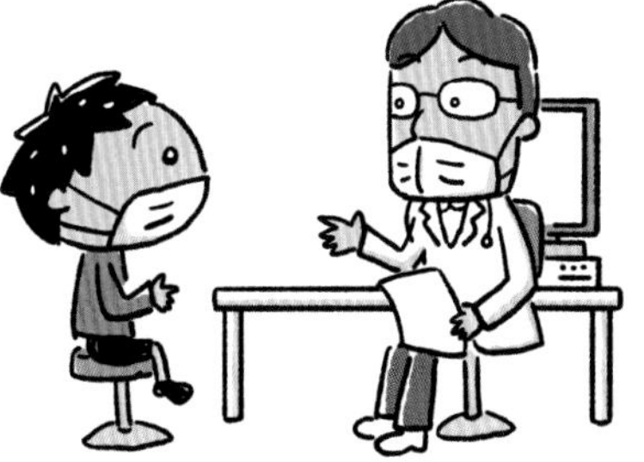

研究結果を報告

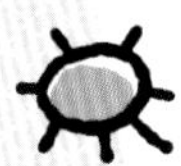

検査の指示

指示

相談

検査結果を報告

臨床検査技師

➡22ページ

患者が感染症にかかっているかどうかを検査して、結果を医師に報告する。

感染管理認定看護師

➡10ページ

医師の指示のもと、患者や病院の職員に感染が広がらないように対策をする。

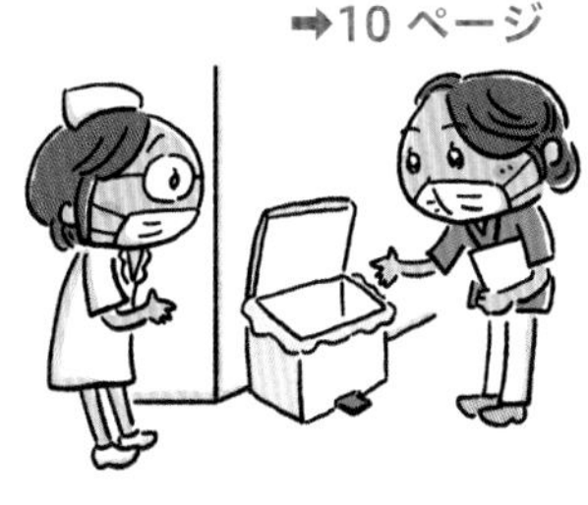

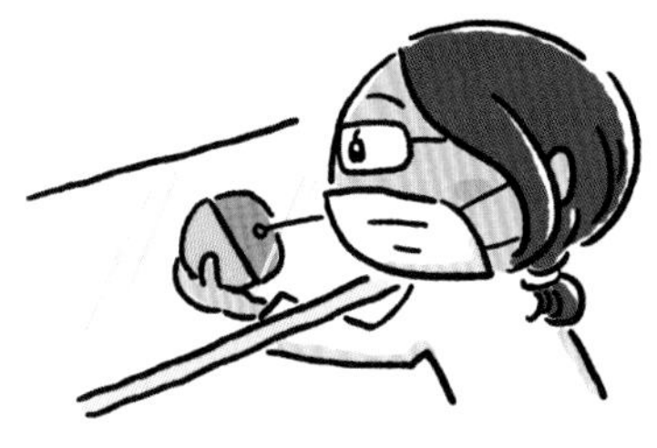

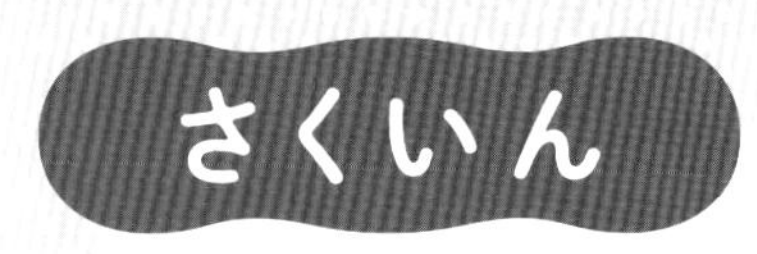
さくいん

監修　小林 寅喆　（こばやし いんてつ）

東邦大学看護学部感染制御学教授。1962年東京都生まれ。北里大学衛生科学専門学院卒業。東邦大学医学部微生物学教室研究生。保健学博士（北里大学）。東海大学医学部非常勤講師、国立国際医療センター研究員、三菱化学メディエンス化学療法研究部長、感染症検査部長を経て、2008年東邦大学医学部看護学科准教授、東邦大学大学院医学研究科准教授、2009年から同大学、大学院教授、2013年河南科技大学（中国河南省）兼任教授、現在に至る。著書に『はじめよう 看護の感染と防御』（ヴァンメディカル）などがある。

装丁・本文デザイン　：　倉科明敏（T.デザイン室）
表紙・本文イラスト　：　ふわこういちろう
撮影　：　平井伸造
編集制作　：　常松心平、小熊雅子（オフィス303）
協力　：　健栄製薬、国立国際医療センター病院、済生会横浜市東部病院、笹島佑介、東京学芸大学附属世田谷小学校、東京慈恵会医科大学附属病院、東邦大学看護学部、日本看護協会、日本感染症学会、富士フイルム富山化学

※この本に載っている情報は、2021年1月現在のものです。

知ることからはじめよう　感染症教室
3 感染症とたたかう仕事

発　行　2021年4月　第1刷

監　修　小林寅喆
発 行 者　千葉 均
編　集　小林真理菜
発 行 所　株式会社ポプラ社
〒102-8519　東京都千代田区麹町4-2-6
ホームページ　www.poplar.co.jp
印刷・製本　図書印刷株式会社

落丁・乱丁本はお取り替えいたします。
電話（0120-666-553）または、ホームページ（www.poplar.co.jp）のお問い合わせ一覧よりご連絡ください。
※電話の受付時間は、月～金曜日10時～17時です（祝日・休日は除く）。

Printed in Japan　ISBN978-4-591-16930-8 / N.D.C. 498 / 39P / 27cm

P7224003

知ることからはじめよう

感染症教室

全5巻

監修：小林寅喆（東邦大学教授）

1 知ってふせごう 感染症の正体

2 人類VS感染症の歴史

3 感染症とたたかう仕事

4 感染症で考える モラルと人権

5 データで見る 新型コロナウイルス

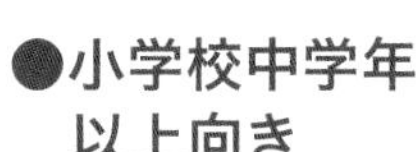

- 小学校中学年以上向き
- オールカラー
- A4変型判
- 各39ページ
- セットN.D.C.490
- 図書館用特別堅牢製本図書

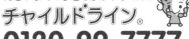

ポプラ社はチャイルドラインを応援しています

18さいまでの子どもがかけるでんわ

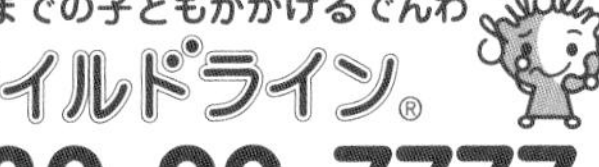

チャット相談はこちらから

0120-99-7777

毎日午後4時～午後9時 ※12/29～1/3はお休み

電話代はかかりません 携帯（スマホ）OK